光文社知恵の森文庫

松生クリニック院長
松生恒夫

「排便力」をつけて便秘を治す本

専門医のアドバイスで「健康な腸」を取り戻そう

光文社

本書は『「排便力」をつけて便秘を治す本』（二〇一二年、マキノ出版）を、加筆修正して文庫化したものです。

はじめに

主婦のKさん（65歳）は20年来の便秘で、下剤が手放せません。

若いときから便秘の傾向はありましたが、薬に手を出すようになったのは40代の後半。

更年期に入って体調が悪化したこともあり、勤務していたスーパーでのパートの仕事をやめました。それまで規則正しかった起床時間や就寝時間が乱れるようになり、昼食は食べたり食べなかったり。それにともなって、規則正しい便通がなくなっていったのです。

軽い気持ちで市販の下剤を服用したところ、たまっていた便がなんの苦労もなく出たので、以後、便秘に悩むたびに薬を使うようになりました。

下剤で便を出すときはおなかが痛いし、便はひどい下痢《げり》のような状態だし、「このまま薬に頼っていてはまずいだろう」と、薬をやめることを考えたこともありました。

しかし、試しに下剤をやめてみると、便が全然出ないことがわかりました。食事を摂《と》ると、おなかが張って苦しくなります。やがて胃がムカムカして食欲もなくなってきました。便秘によいといわれる食事やサプリメントを試してみたこともありますが、効果がありません。おなかが膨らんでスカートがきつくなってきたので、たまらずKさんはまた、下剤に手を伸ばしてしまいました。

こうして、4~5日に1回飲んでいた下剤が3日に1回になり、やがて毎日飲むようになるまで、そう時間はかかりませんでした。そして、その状態が20年近くも続いたのです。

このような状態に不安を感じたKさんは、私のクリニックにやってきたのです。その時点で、Kさんは下剤を毎日のように服用していました。1日あたり20錠《じょう》服用することもあったというから驚かされます。これは常用量の約10倍です。「下剤を服用してから便秘がどんどん悪化していくようで心配です」と、Kさんはとても不安な様子でした。

私のクリニックにはこのように、ひどい便秘に悩む人たちが多数、相談や受診に訪れます。食事や生活を工夫するなど、自分なりに努力しても、便秘を解消できなかった人たちです。なかにはKさんのように、毎日、常用量以上の薬を服用し、下剤なしでは排便がまったくできなくなってしまった「下剤依存症」の人もいます。

ひどい便秘に悩む人には若い女性も多いのですが、病院に来る患者さんには、高齢のかたも目立ちます。

腸の働きは年齢を重ねるごとに、弱くなります。加えて、親の介護で生活が不規則になったり、定年がきっかけで運動不足になったり、あるいは、がんの手術によって腸に癒着《ゆちゃく》（手術で臓器が空気に触れることで、周囲の臓器どうしがくっついてしまうこと）が起こったり、この結果、腸の働きが悪化して、便秘になるケースが多いのです。

私は胃や大腸の内視鏡《ないしきょう》検査をはじめとした消化器内科が専門ですから、私のクリニックには便秘の症状で受診される患者さんがたくさんやってきます。便秘の原因には、がんやポリープなどの病気が潜《ひそ》んでいることもありますが、実際にはこうしたケースよりも、慢性便秘の患者さんが多いのです。

ひどい便秘に悩む人の多くが「とにかく便を出さなくては」「便を出すことが大切」と考えて、下剤を使っています。

「便を出すのが大切」という考え方は正しいのですが、一方で間違っています。というのも、冒頭でご紹介したKさんの便秘は、下剤によって、さらに悪化したからです。下剤は一時的に便秘を治しますが、長期間にわたって服用すると、体に備わっている便を出す力、つまりは「排便力」を低下させ、自然の排便ができなくなってしまうようになります。

便秘治療は、「腸のリハビリテーション」です。

便を出すことも大切ですが、それだけでは便秘は治りません。便秘の人の腸は排便力が極端に低下し、弱っている状態です。物を食べても腸が動かず、さらに腸に内容物がたまっても便意が起こらず、便が出せないのです。つまり、便秘は腸の機能が障害されている状態であり、失われた機能を取り戻すための訓練を行うことが便秘治療の本質です。この本質を置き去りにしたまま下剤で便を出しても、再び、便秘になってしまいます。

こうした患者さんの腸を内視鏡で見てみると、動きが非常に悪く、なかには下剤の副作用で腸に黒い色素沈着（シミ）ができている人もいます。つまり、病気がなくても、明らかに腸の機能に支障をきたしているのです。

腸は消化の働きを担《にな》うことはもちろん、老廃物の排せつという解毒《げどく》作用、病原菌から身を守る免疫機能など、さまざまな役割を担っています。つまり、便秘を放置しておくことは長期的に見て、体に悪影響が及ぶ可能性が大きいのです。

そこで私は、なんとかして重症の便秘の人に、下剤に頼らずに腸の機能を取り戻す手段を提供しなければと、試行錯誤してプログラムを作り、治療に取り入れてきました。

そして、便秘の治療で何よりも重要となるのが、日々の生活習慣の改善です。

「便秘外来に行けば、ひどい便秘が即《そく》治る」と思われているかたもいるのですが、これは間違いです。どんなに優れた便秘外来の医師であっても、患者さん本人の

「下剤に頼らずに便を出せるようになりたい」「便秘を治したい」という意志と、生活習慣の改善、そして根気なくしては、便秘を治すことはできません。

いいかえれば、治したいという意志を強く持ち、根気よく生活習慣の改善を続け、そこに医師の手助けがあれば、どんなに重い便秘であっても、希望の光は見えてきます。実際、これまでに多くの人が下剤の減量や離脱に成功し、また、自力で排便できるようになりました。冒頭のKさんもその一人です。

便秘知らずの人からすれば、便が自然に出るというのはあまりにも当然のことで、ピンとこないでしょう。便秘の苦しさ、そして、下剤なしで自然に排便できることの大きな喜びは、その苦しみを味わった人にしか理解できないかもしれません。しかし、「排便」という、あたりまえの人間の機能を取り戻せることのうれしさは、患者さんの笑顔から伝わってきます。

本書ではこうした排便力を取り戻すための方法について、ご家庭でできるコツを具体的に紹介し、まとめました。

本書によって、つらい便秘が解消されれば、うれしく思います。

排便力をつけて便秘を治す本◉目次

PART6 排便力がついて便秘が治った喜びの声

本文デザイン・DTP/アミークス
編集協力/江渕眞人

PART1

腸は「第2の脳」。その精巧な働き

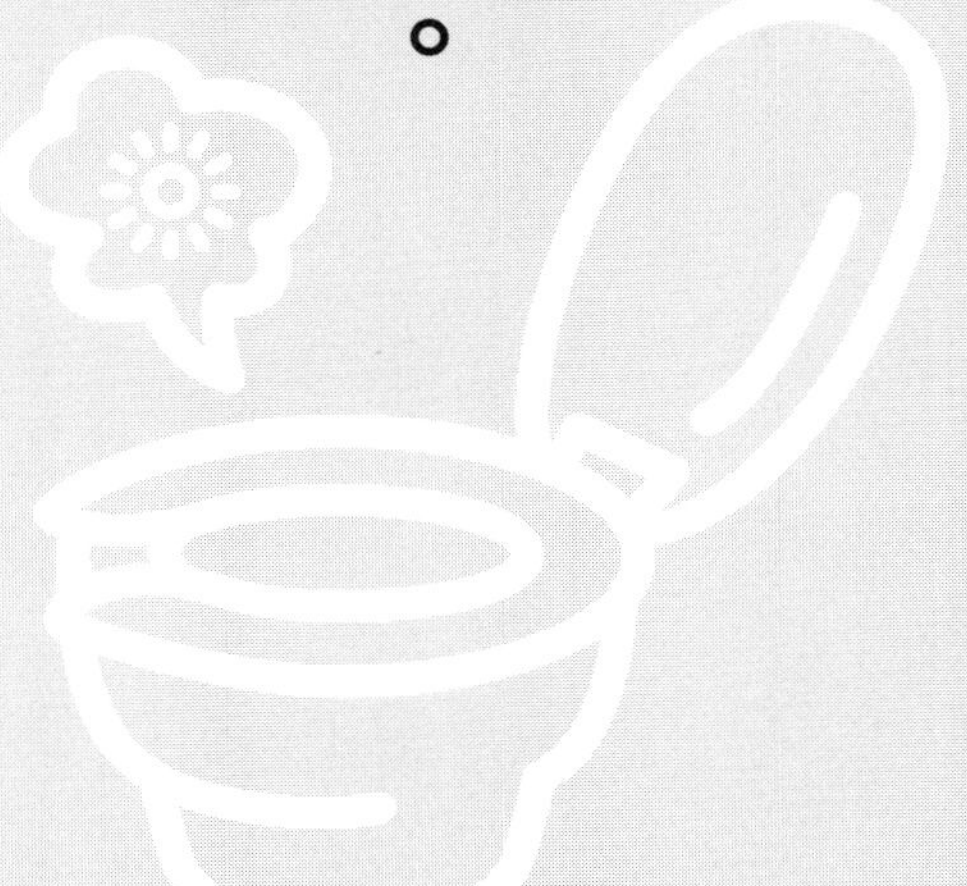

増加し続ける便秘人口

私のクリニックの便秘外来にやってくる患者さんは、年々増加傾向にあります。便秘外来の存在が知られてきたということもあるかもしれませんが、便秘人口が確実に増加していることの表れでもあるでしょう。

厚生労働省による国民生活基礎調査（２０１３年）をもとに推計すると、便秘に悩む人はおよそ４７５万人になりますが、便秘であることを隠す人や自覚のない人を含めると、その数はもっと増えると思われます。男女別では、やはり女性のほうが多い傾向がありますが、70代以上の高齢者になると、男女とも便秘を訴える人がさらに増えていきます。また最近、外来を訪れる患者さんを診《み》ていると、重症の便秘や「下剤依存症」のかたが増えていると実感します。

実は便秘には、「何日間排便がなければ便秘である」といった明確な定義はありません。一般には、排便が週に1回程度だったり、薬がないと排便できなかったりするような状態だと、便秘と考えられることが多いようです。専門医の間での共通認識としては、2～3日に1回排便があり、その他の症状がなければ、便秘とはいわないということなのです。しかし、1日おきに便が出ていたとしても、「ガスが出ない」「おなかが張っている」などの苦しさがあれば、腸内環境は悪化していると推測できます。

さらに私が危機感を持っているのは、「排便は毎日あるものの、おなかが張ったり、便が出てもスッキリしなかったりという、腸の不調を訴える人」が非常に増えてきているということです。

以前、私が勤務していた松島病院大腸肛門病センター・松島クリニック（神奈川）で、「排便状況の正常な人」と「常習性（慢性）便秘症の人」の自覚症状を調査したことがあります。

正常者500人、常習性便秘症500人を無作為に抽出《ちゅうしゅつ》して、自覚症状の有無について質問しました。その中で、排便が常にある「正常群」でも、61・5パーセントの人が腹部膨満感《ぼうまんかん》（おなかの張り）を訴えていました。

そこで私はこうした人たちを「停滞腸《ていたいちょう》」と名付けました。便秘ではなくても、排便力が弱っている人のことです。このような人たちの腸を大腸内視鏡で見ると、健康な腸のように脈うつ腸ではなく、動きが悪かったり、動きがほとんど止まっていたりするようなケースもありました。停滞腸では腹部の不快感だけでなく、大腸にたまったガスが胃を圧迫するために胃の働きも悪くなり、逆流性《ぎゃくりゅうせい》食道炎（胃酸などが食道に逆流して食道の粘膜《ねんまく》に炎症を引き起こす病気）を起こしているケースもあります。

便秘や停滞腸はだれにでも起こりうる、ありふれた症状です。だからこそ、最初は「そのうち出るだろう」と思い、重症化してきても「とりあえず下剤で出そう」と軽視してしまいがちです。

しかし、便秘を軽視することは、一方で、体にとって、危険なことでもあります。「たかが便秘、されど便秘」です。便秘を克服するには、まずは便秘について知ること。本章では、私たちの腸はどうなっているのか。排便のしくみや便秘についての基礎をお話ししたいと思います。

便秘で大腸がんのリスクが高まる

排便の最も大きな役割が、「便を介して老廃物を排出する」ことです。便秘を軽視するのが危険な理由は、老廃物の排せつができなくなることにあります。

食べ物の中に含まれる有害成分や体内で生まれる毒素の多くは、老廃物となって大腸に行きつきます。老廃物には食品添加物や残留農薬、汚染物質など体外から侵入するものと、老廃物が長時間、体内にとどまることによって発生するものがあります。

こうした老廃物は、便といっしょに体外に排出されます。ところが便秘が続くと、体にこうした老廃物をため込むことになります。すると、老廃物の蓄積から、血流の悪化や代謝《たいしゃ》（体内での物質の処理）の悪化が起こってきます。これが引き金となって、腹部の膨満感や腹痛が表れやすくなります。また、症状は腹部だけにとどまらず、むくみや冷え、肌荒れやニキビ、体臭など全身に及んでいきます。

さらに怖いのは、便秘を放置しておくと大腸がんのリスクが高まることです。

日本人の死亡原因のトップはがんですが、がんの中でも近年特に急増しているのが大腸がんです。がんの発生部位別にみた性・年次別年齢調整死亡率（2014年度、人口10万対）をみると、大腸がんは女性では第1位、男性では第3位で、がんによる死因の中でも上位に位置しています（厚生労働省「人口動態統計」より）。

大腸がんを引き起こす原因は明確にはなっていませんが、赤身肉、加工肉、脂肪や乳製品の過剰摂取、運動不足などの要素が指摘されています。便秘については明らかな見解は出ていませんが、私はそのひとつであると確信しています。なぜなら、大腸がんは、便がたまりやすいS状結腸《エスじょうけっちょう》や直腸《ちょくちょう》に非常に多く見られるからです。実際、私が以前勤務していた病院で調べたところ、大腸がんの患者さんのがん発生部位は、約70パーセントが直腸とS状結腸に集中していました。

また、食べたものの消化や吸収のために肝臓から「胆汁酸《たんじゅうさん》」という消化液が分泌《ぶんぴつ》され、腸に送られます。そして、この胆汁酸から二次胆汁酸が作られますが、便秘になると、この二次胆汁酸の濃度が濃くなることが明らかになっています。しかも、この二次胆汁酸は大腸がんの発生を促進する因子であることが知られているのです。

たかが便秘、されど便秘

便秘によって引き起こされる可能性がある病気は、大腸がんだけにとどまりません。便秘によって腸内環境が悪化すると、全身の免疫力（体内に侵入した病原菌や有害菌の増殖を防ぎ、感染から体を守る働き）が下がってしまい、さまざまな病気にかかりやすくなるのです。

便秘は腸内環境が乱れている、または悪化しているサインといわれます。人間の腸の中には、1人あたり種類としては100種以上、数としては100兆個以上の腸内細菌が棲《す》みついています（腸内細菌が多く存在しているのは主に大腸ですが、小腸にも少数ながら腸内細菌が存在しています）。この腸内細菌は、人間の摂取した栄養分の一部を利用して生活し、他の種類の腸内細菌との間で数のバランスを保ちながら、一種の生態系である「腸内フローラ」（腸内細菌叢《そう》、腸内常在微生物叢ともいう）を形成しています。
腸内細菌は人間が摂取した食事の栄養分をもとに、発酵《はっこう》して増殖します。発酵とは、微生物がエネルギーを得るために有機化合物を分解して、アルコールや二酸化炭素などを生成していく過程を指します。つまり、腸内細菌が増殖するにともない、腸内ではさまざまな代謝物が産生されます。その代表的なものが「おなら」であり、これは腸内細菌が発酵によって作り出したガスや悪臭成分がもとになっています。

また腸内細菌は、食物繊維の一部を短鎖脂肪酸《たんさしぼうさん》（特に酪酸《らくさん》）という物質に変えて、大腸の粘膜上皮細胞のエネルギーとなり、外部から侵入した病原菌が腸内で増殖するのを防止する感染防御の役割を果たすなど、私たちの健康のために役立っているのです。

そして、この腸内細菌には体によい働きをする善玉菌と、逆の働きをする悪玉菌があります。そして悪玉菌の数は、偏った食事やストレス、疲労、運動不足など、さまざまな理由で増えていきます。つまり便秘は、腸内フローラのバランスがくずれているという警告なのです。

さらに、腸（主に小腸）には「腸管免疫《ちょうかん》」という優れた免疫システムがあります。腸管の粘膜には、腸特有のリンパ組織（免疫機能を担《にな》うリンパ球が集まる部位）があります。リンパ球とは白血球の一種であり、骨髄《こつずい》で作られます。リンパ節や胸腺《きょうせん》などで分化、成熟、増殖し、病原菌など人間の体に入ってきた異物を見つけ、排除する働きをしています。

腸特有のリンパ組織は「腸管関連リンパ組織（GALT）」と呼ばれ、その容積は腸の約25パーセントにも及びます。ここに集結したリンパ球などの免疫細胞が、外界から侵入する異物や病原菌を効率よく排除し、私たちが病気にならないための強力なバリアとなっているのです。このような腸管免疫の主体は小腸に存在しますが、一部は大腸にも存在します。

便秘は腸内環境が悪化したサインであり、腸が正常に働くことができていない状態です。つまり、腸内で悪玉菌が増え、免疫力が衰え、さらには老廃物を出すこともできない。これが体にいかに悪影響をもたらすかは、想像にかたくありません。

「たかが便秘」とあなどってはいけない理由が、おわかりいただけるのではないかと思います。

正常な排便のメカニズム

腸に免疫機能が備わっている理由のひとつに、「腸が外界とつながっている器官である」ということがあります。腸とつながる口からは、食べ物や飲み物に加えて、微生物などの異物や細菌、ウイルスなどの病原微生物なども入り込みます。そのため、口から入ったさまざまなものを処理し、排出させるための働きが腸に集中しているのです。

広い意味では、「消化管＝腸」ということもできるでしょう。消化管とは、口に始まり肛門に終わる「食べたり飲んだりしたものが体の中を通り抜ける管」のことで、その長さはおよそ8・5～9メートルにもなります。どういうプロセスをへて、食べたものが便として排出されるか、その流れを見てみましょう。

各消化管の名称と排せつまでのプロセス

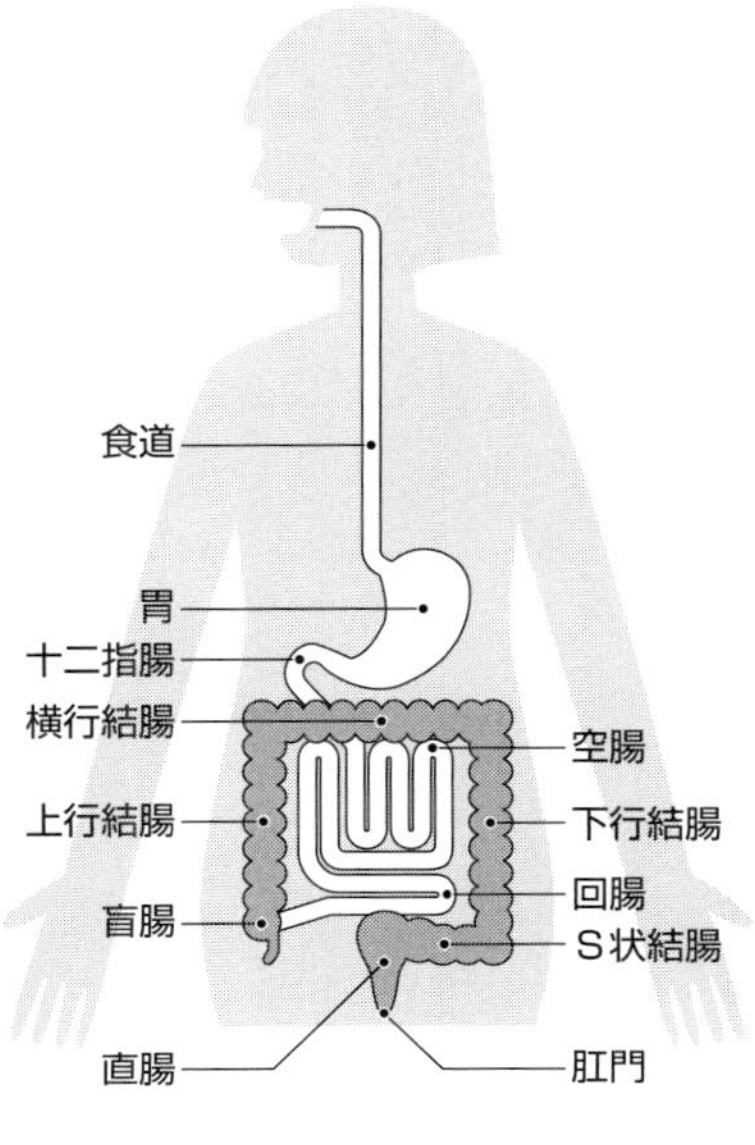

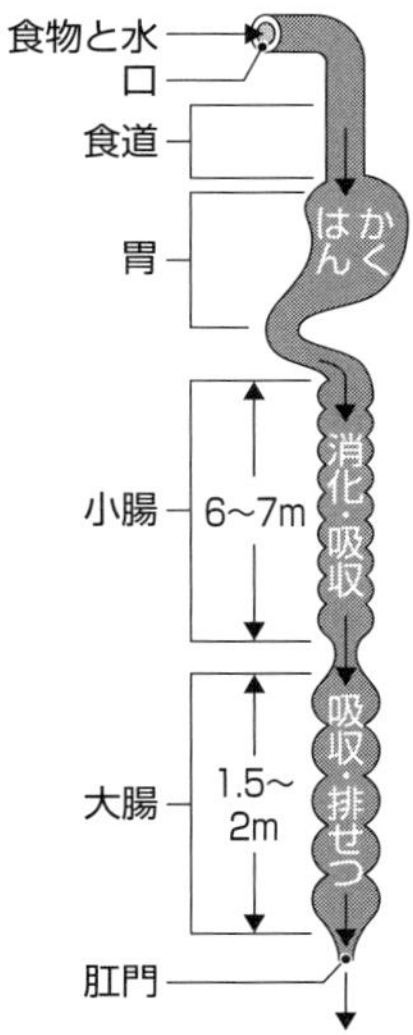

①口・食道

食べ物はまず口の中で細かくかみ砕かれて、唾液《だえき》と混ぜ合わされます。唾液に含まれる消化酵素《こうそ》により、でんぷんの一部が消化されます。飲み込んだ食べ物は咽頭《いんとう》をへて食道に入り、30秒から1分（液体は1～5秒くらい）で食道を通過し、胃へ送られます。

②胃

胃に入った食べ物は強い消化力を持つ胃液中の消化酵素（ペプシンなど）によってかゆ状に消化されます。これが少しずつ十二指腸《じゅうにしちょう》（胃と小腸をつなぐ消化管）に運ばれます。ここで、胆汁や膵液《すいえき》などの消化液によって大半が吸収されやすい状態に分解され、小腸の内部へ運ばれます。

1回の食事で摂取した内容物が胃から小腸へ移動するのに、2～4時間ほどの時間がかかります。

③小腸

小腸は約6～7メートルに及ぶ管状の臓器で、十二指腸と空腸《くうちょう》、回腸《かいちょう》からなります。胸の下から骨盤内にかけて複雑な形をして配置されています。

小腸の活動の中心は「分節《ぶんせつ》運動」にあります。小腸の腸管は一定の間隔で収縮、弛緩《しかん》をくり返し、多数の節に分けたような動きをしており、その運動を分節運動というのです。この運動は、「腸の内容物と消化液とを混ぜ合わせ、栄養を吸収する」という働きを担う小腸では、理にかなった動きです。ここできちんと栄養分が吸収されないと、体を健康に保つことはできません。

また、小腸の働きは実に興味深く、食べ物の消化が終わったあとから空腹時にかけては、大腸からの逆流を阻止《そし》するような動きをします。食べ物の入っていないときも、大腸の細菌が小腸下部の回腸に入ってこないよう防御しているのです。

食べ物は4時間くらいかけて小腸を通過し、栄養素のほとんどと水の一部が徐々に吸収されます。残ったものだけが大腸に送られ、便の素材となります。

④大腸（結腸）

大腸は盲腸《もうちょう》と多くの部分を占める結腸（上行《じょうこう》結腸、横行《おうこう》結腸、下行《かこう》結腸、S状結腸）、さらに肛門に続く直腸からなります。大腸の長さは約1・5〜2メートルで、その人の身長と同じ程度といわれています。

大腸の働きの中心は「ぜん動運動」という収縮活動で、消化管のなかでも、便秘と最も直接的にかかわっています。

大腸の入り口である結腸に送られてくる食べカスは、ドロドロの液状になっていて、約18時間以上かけて結腸を通過します。その間に少しずつ水分やミネラル（ナトリウム、カリウムなど）が吸収され、未消化成分がだんだんと固まって便になっていきます。

便として固形化した残渣《ざんさ》（必要な栄養分が取り除かれた残り）はS状結腸に送られ、ここに貯留《ちょりゅう》することになります。そして、S状結腸にある程度の便がたまると、強いぜん動運動によって直腸に押し出されます。

結腸全体、特に下行結腸からS状結腸にかけての強いぜん動運動のことを「大ぜん動」といいます。大ぜん動は、1日3～4回、食べ物や水分を摂ると「胃・結腸反射」が起こり、それにともなって引き起こされます。喫煙や歩行などによっても誘発されるといわれます。朝に強く起こりやすいという特徴もあります。大ぜん動が起こると、結腸内に滞留していた便が直腸内に移動します。

⑤大腸（直腸）

大ぜん動で直腸に便が移行すると、直腸が伸びて、腸壁《ちょうへき》内の腸神経叢が刺激されます。すると、直腸上の収縮運動が反射的に起こります。これを「直腸反射」といいます。

直腸反射と同時に、移動した便が、骨盤内臓神経などの知覚神経を介して脳の中枢《ちゅうすう》に伝達され、便意として自覚されます。以上の反射には、胃・小腸・結腸・直腸等の周囲に約1億個も存在する腸神経細胞が関与していると考えられています。

脳の指令によって便意が起こると、腹筋が持続的に収縮し、横隔膜《おうかくまく》の働きによって、腹腔《ふくくう》内が便をさらに肛門に向けて前進させるように動きます。

⑥肛門

便が直腸を進んでいく段階で、直腸の収縮や肛門の周囲にある肛門挙筋《きょきん》という筋肉の収縮が起こります。こうして、便は肛門に向かって押し出されることになります。

肛門に押し出された便は、さらに肛門の開閉にかかわる肛門括約筋《かつやくきん》がゆるむことによって、肛門から体外に排せつされます。

腸の神経細胞は脳に次いで多い

このように、さまざまな臓器が連携して、食べたものは便として排出されています。腸の精巧な働きを知り、驚いたかたも多いのではないでしょうか。

実は生命の進化において、最初にできたのは、腸と口と触覚だけといわれています。やがて腸の進化とともに、腸の周りに神経細胞ができ、胃や肝臓、膵臓《すいぞう》ができました。脳については、腸の神経細胞の集合が進化したものだといわれています。

このことを関連づける存在が、腸（小腸と大腸）に約1億個もあるといわれる神経細胞です。1億個という数は、脳の神経細胞数の約150億個に比べれば少ないものの、他のどの臓器の神経細胞数よりも多く、脳に次いで2番めに多いのです。

先に消化管のそれぞれの働きについてお話ししましたが、小腸の分節運動や大腸のぜん動運動は、食べ物の消化・吸収・排せつにおいて重要な役割を担っています。また、それ以外にも、便意を起こしたり、食べ物の内容を分析したり、分解や消化に必要な酵素（体内の化学変化を促進させる物質）やホルモン（体内の組織や器官の活動を調節する物質）の分泌を促したりと、腸を舞台に、体に欠かせない働きが行われています。

こうした働きは、腸の神経細胞が単独で行っています。通常、筋肉などは脳からの指令を受けて動くわけですが、腸の神経細胞は、脳や脊髄《せきずい》（背骨の中にある中枢神経の一部）から命令を受けずに臓器を動かすことができます。つまり、他の臓器に直接指令を出す器官であることから、腸は「セカンド・ブレイン（第2の脳）」といわれているのです。

セカンド・ブレインの存在を最初に発見したのは、19世紀から20世紀初めのイギリスの研究者、ベイリスとスターリングです。

彼らは犬の腸内腔《ないくう》に刺激を与える動物実験で、腸内腔の圧力がじゅうぶんに高まると腸の筋肉が動きだし、腸の内容物は常に同じ方向に運ばれていくことに気づきました。彼らはその反応を「腸管の法則」と名付けました。この反応こそ、先ほどお話しした腸の「ぜん動運動」です。腸管を内容物が通ると、その近くの神経細胞が感知し、腸管を動かす指令を筋肉に与えます。すると、腸管に収縮と弛緩の動きが起き、内容物が移動します。

さらに、アメリカのコロンビア大学医学部教授のマイケル・D・ガーション博士は、腸に「自分勝手に機能できる」神経細胞が存在することを証明し、「第2の脳」という意味で「セカンド・ブレイン」という名称をつけました。腸以外の臓器では、反射運動は脊髄が関与し、中枢神経系からの指示で動いています。しかし、腸に限っては、他の臓器や外部からつながる神経を全部遮断《しゃだん》しても、腸の内腔を刺激すれば運動が起こることが明らかになったのです。

腸と脳とは連動している

腸は独自の働きができる「第2の脳」であることを説明しました。一方で、ストレスによって便秘や下痢などの消化器症状が起こりやすいことが知られているように、脳とも深くかかわっています。

家のトイレではスムーズな排便ができるのに、会社や外出先などのトイレでは緊張して便がうまく出ないという経験はないでしょうか。これは専門的にいうと、脳の視床下部《ししょうかぶ》というところにある自律神経のうち、副交感《ふくこうかん》神経が抑制されるために起こります。

自律神経とは、心臓の鼓動《こどう》や体温の調整など、意志とは無関係に体内のさまざまな働きの調整を行っている神経のことです。自律神経には、体を活動の方向へ導く交感神経と、安静の方向へ導く副交感神経があります。

運動したりすると、心臓の動きや呼吸が速くなったり顔が紅潮したりするのは、交感神経の働きによるものです。血圧や血流を増やして活動のための酸素を全身に送ろうとするのです。

これとは逆に、心臓をゆっくりと動かし、体全体をリラックスさせる働きをしているのが副交感神経です。交感神経と副交感神経は、バランスを保ちながら働いていて、活動の活発な昼は交感神経が主に働き、夜寝ているときは副交感神経がメインになります。

この自律神経は、腸のぜん動運動にも深くかかわっています。具体的にはリラックスしたとき、副交感神経が優位になると腸の働きやぜん動運動が活発になり、排便が促されやすくなります。

逆に、緊張して交感神経の働きが優位になると腸の働きは鈍《にぶ》くなり、排便が抑制されます。ストレスや生活習慣の乱れなどで自律神経の働きが乱れ、交感神経と副交感神経のバランスがくずれると、腸の動きが悪化するなど消化機能にも大きな影響を及ぼします。

また反対に、腸の不調が脳に伝わって、心の不調を引き起こすこともあると考えられます。というのも、重症便秘や下剤依存症の患者さんでは、精神的にも問題を抱えているケースが目立つからです。初診で診察室に入ってくるときに非常に表情が暗く、口数も少ないかたが多いのです。心療内科などで抗うつ薬を処方されているというケースもあります。また、下剤依存症の人では、摂食障害の兆候が認められることもあります。

こうした精神の不調にはもちろん、職場や家庭、学校でのストレスなど、複数の原因があるでしょう。さらに、腸の不調そのものが、精神的な不調につながっていると私は推測しています。なにしろ、腸の粘膜の神経細胞の数は、体の中で脳に次いで2番めに多いのです。腸は便がたまる、おなかが張るなどの異常を敏感にキャッチし、これを脳に伝えているメカニズムがあると考えられるのです。

ささいな便秘が頑固な便秘になる10の理由

さて、ここまで腸の驚くべき精緻《せいち》な働きや、脳との連携についてお話ししてきました。では、どうして腸の働きが鈍ってしまうのでしょうか。

生まれたときから便秘だったという人はいません。「面倒で朝食を抜いてしまった」「忙しくて、つい、便意をがまんしてしまった」、こんなささいなことが便秘を引き起こします。そして、最初は軽かった便秘が次第に悪化してしまう原因は、日常のちょっとした行動や生活習慣の積み重ねにあります。大きく10項目に分けましたので、具体的に見ていきましょう。

便秘が悪化する理由① 便意のがまん

便が直腸に降りてくると、便意が起こります。ところが、朝忙しい、学校や職場でトイレに行きにくいなどの理由で、せっかくの便意をがまんしてしまうことがあります。

便意をがまんすることは、直腸に降りてきた便を無理やり体内にとどめることであり、体のメカニズムに逆らっているということです。実際、今にも出そうな尿意や便意をがまんするのはとてもつらく、体にとって大きな負担となります。たまにがまんする程度ならいいのですが、あまりにがまんの回数が増えると、自然の便意が起こりにくくなってしまう可能性があります。

便秘が悪化する理由②　朝食抜きや過度の小食・糖質オフダイエット

便は食べたものの残りカスですから、食事をしなければ便の材料ができません。また、大ぜん動は胃に食べ物が入ったことを契機に起こります。

最近、若い女性を中心に朝食を抜く（欠食する）人が増えています。これは、材料不足とぜん動運動を起こせないという二重の意味で、便秘の大敵です。また、朝食を摂ったとしても、栄養バランスが悪かったり、その量が少なかったりすると、便の形成に必要な食物繊維が不足してしまうため、便秘を助長する原因となります。

特に糖質オフダイエット（低炭水化物ダイエット）を行うと食物繊維摂取量が低下することもあるので、便秘を招くことが多いのです。

便秘が悪化する理由③　睡眠不足や夜型の生活

排便のリズムには、自律神経と腸独自の神経が関係しているとお話ししました。腸の働きをつかさどる副交感神経は、睡眠中に活動が活発になります。夜遅くまで起きていたり、昼夜逆転の生活をしていたりすると、自律神経の働きが乱れ、こうした腸のリズムに狂いが生じてしまいます。

便秘が悪化する理由④　冷えと水分不足

長年、便秘治療にたずさわっているとわかりますが、例年、冬の寒さが厳しくなる1～2月ごろと、夏の暑さがピークになる8月ごろに、便秘で悩む患者さんが集中します。

1～2月に便秘が悪化するのは、気温の低下によって冷えやすくなるからです。

全身の冷えにより末梢《まっしょう》神経（細い血管）が収縮すると、交感神経が優位になって、腸の働きが抑制されます（10度以上差があると便秘になりやすいので、私は、このような状況を「10度の法則」と命名しました）。

また、血行が悪くなると腸に行く血流も低下しやすくなるので、これもまた腸の働きを抑制させる原因になります。冬場は寒いため、水分をあまり摂らなかったり、外出を控えたりと便秘を促進させる条件も多くなります。

8月の便秘悪化は、体内の水分不足によるものです。便にほどよく水分が含まれた軟らかい状態でないと、スッキリとした排便ができません。1リットル（1000ミリリットル）の水分を摂っても、このうち900ミリリットルは小腸で再吸収されてしまいます。それが発汗でさらに失われ、大腸に移行する水分が極端に減少するというわけです。

夏場のエアコンも要注意です。外気との温度差で交感神経が優位になり、腸管の運動低下を招くケースもあります。さらにクーラーによって過度に手足が冷えてしまった場合も交感神経が緊張してしまい、腸管運動が抑制されてしまうことがあります。

強調しておきたいのは、とにかく「腸を冷やさない」ということです。これについては、項をあらためてご説明します。

便秘が悪化する理由⑤　運動不足

ぜん動運動には腹筋が大きくかかわっています。運動不足などで腹筋が弱くなると、ぜん動運動が起こりにくくなり、便を押し出すことが難しくなってしまいます。また、ウォーキングなどの運動でも腸管が動きます。運動不足が、腸管運動の低下を招くことにもつながります。

便秘が悪化する理由⑥　加齢

高齢になると、便秘で悩む人は男女を問わず増えてきます。国民生活基礎調査でも、60歳を境に、便秘の患者数はぐんと増加しています。「昔は便通の悩みなどなかった。年をとるにつれて便秘がちになってきた」とは、高齢の患者さんがよく口

加齢によって腸の働きが衰える

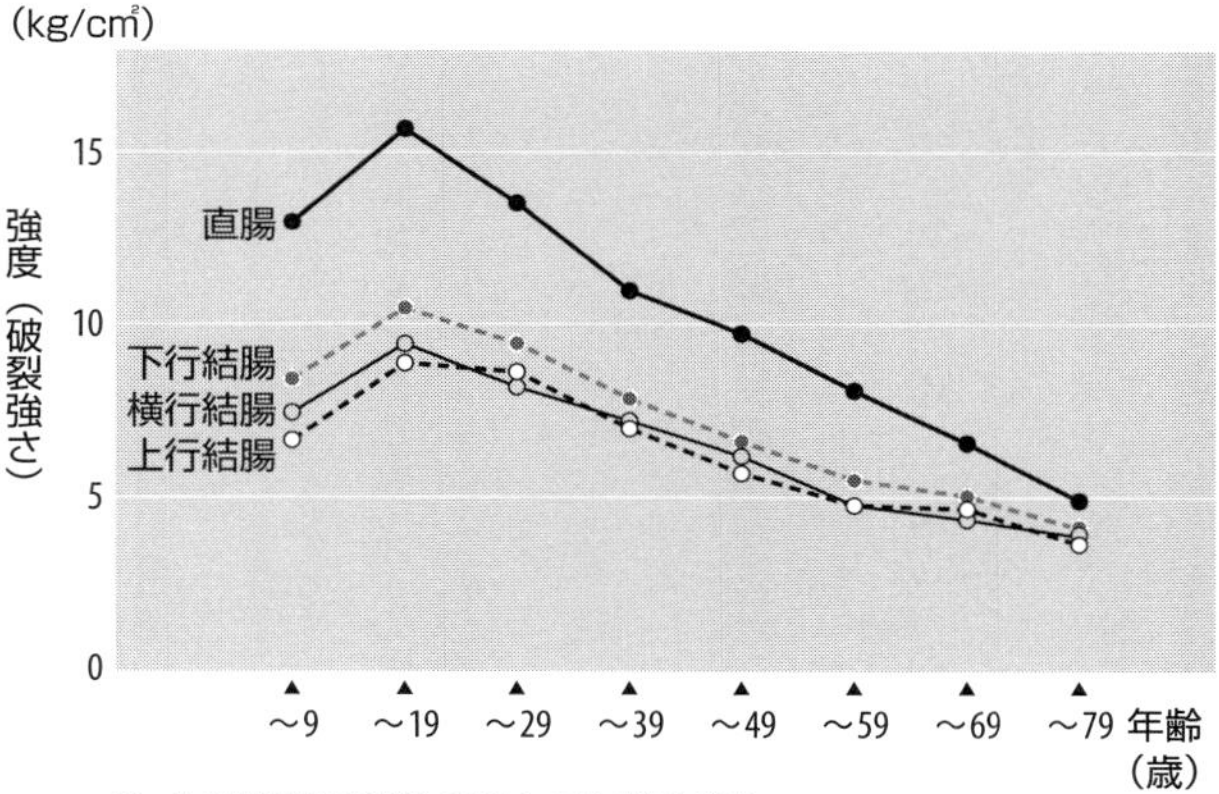

「ヒト腸管壁各部分の強さの年齢比較」

(Hosoda S, et al : Age-related changes in the gastro intestinal tract. Nutrition Review 50, 1992)

直腸、下行結腸、横行結腸、上行結腸に負担をかけ、弾力性（強度）を調べた結果をまとめたグラフ。いずれも10代から20代の前半をピークに、弾力性が失われていく。

にする言葉です。

高齢者に便秘が多い最大の理由は、加齢の影響で腸の機能そのものが弱くなることにあります。70歳を過ぎると、腸の筋肉（大腸壁）の弾力性は若いときの約75パーセントに落ちることがわかっています。つまり、便を先へ送り出す力が弱くなるわけです。また、直腸や下行結腸などの腸管壁の強さや弾力も、10代をピークに加齢とともに確実に衰え、腸管粘膜の神経細胞の数も低下していくことが指摘されています。

加えて高齢者の場合、食事量が減少傾向にあります。さらに、筋肉や骨の衰え、外に出るのがおっくうといった理由から運動量も減ります。また、全身の病気などが引き金となって排便障害から便秘へとつながる例や、手術による腸の癒着などの問題も多くなります。高齢者には、便秘を引き起こしやすい、悪化させやすい条件がそろってしまうのです。

医療機関を受診する70歳以上の患者さんの半数に、なんらかの下剤が処方されているという報告もあります。若い女性と同様、日ごろ下剤に頼っている高齢者も多いでしょう。すると、薬を常習することで薬が効きにくくなり、便秘がさらに悪化してしまいます。

便秘が悪化する理由⑦ 女性ホルモンの影響

本章の冒頭で、便秘に悩んでいる人は女性が多いとお話ししました。カゴメ株式会社が２００７年に行った20～59歳の女性に対する「現代女性の腸内環境に関するアンケート調査」では、体の悩みの上位に「便秘」が挙がっており、女性のどの世代にとっても便秘が深刻な問題であることが浮き彫りにされています。

女性は、生まれながらに便秘になりやすい要因を持っています。それは、月経の周期にともなって分泌される女性ホルモンです。

排卵から月経までの時期は黄体《おうたい》ホルモン（プロゲステロン）の分泌が活発になります。この黄体ホルモンには、腸管の平滑筋《へいかつきん》の刺激に対する感受性を低下させ、大腸の内容物の水分を吸収する作用があります。つまり、黄体ホルモンの分泌がさかんになると、大腸のぜん動運動が抑制され、便の水分が少なくなって硬くなってしまうのです。

この時期の便秘は、ある意味、仕方がないものです。体の特性によるものと理解し、月経前は特に食事などに注意して、排便力を低下させない心がけが必要になってきます。

便秘が悪化する理由⑧ 手術の後遺症

頑固な便秘の原因に、腸管の癒着があります。医学的には腸管癒着症といって、虫垂炎《ちゅうすいえん》（いわゆる盲腸炎）や子宮筋腫《きんしゅ》、子宮がんなどで開腹手術した際に、臓器が空気にさらされると、隣り合った臓器と臓器、あるいは腸管と臓器がくっついてしまうものをいいます。癒着は手術を行う以上、ある程度は避けられないものであり、手術後10年以上たってから便秘の症状が起こる人もいます。

便秘が悪化する理由⑨ 特定の病気や薬の影響

甲状腺の病気、なかでも女性に多い甲状腺機能低下症では便秘の症状がみられることがあります。また、抗うつ薬の副作用として便秘が起こることもあります。

便秘が悪化する理由⑩　下剤の乱用

下剤を使うと、ぜん動運動があり便意が起こるという腸のリズムが妨げられます。どうしても苦しいときの処置として使うぶんにはいいのですが、下剤を常用、さらには乱用していると、腸の働きそのものが衰えてしまいます。下剤については、次章で詳細を説明します。

腸は絶対に冷やさないこと

現代人は、冷えが原因で何らかの障害が生じている人が実に多いことに驚かされます。腸を専門とする立場から、特に便秘を悪化させる要因として強調したいのが「腸の冷え」です。

冬になると、おなかの周りはどうしても冷えてきます。夏に冷たいものを摂りすぎてもおなかが冷えますが、これはまず内臓で知覚され、次に脳によって「おなかの冷感」として認識されます。次の章で詳しく述べますが、このように、体内の臓器（腹部、胸部、筋肉、骨格など）から生じる感覚を「内臓感覚」と呼びます。便秘の人に多い「腹部膨満感」（おなかが張って重苦しい感じ）も内臓感覚といえます。

日常生活の中で、私たちは内臓の感覚などをあまり意識しないものですが、知覚しづらいレベルではあっても、胃や腸には感覚があって、何らかのサインを出しているのです。

こうした内臓感覚のうち、最も気をつけたいのが「おなかの冷え」なのです。

少し話がそれますが、私は、これまで4万件以上の大腸内視鏡検査を行ってきました。通常、大腸内視鏡検査では前処置として、患者さんにポリエチレングリコールなどの腸管洗浄液を飲んでもらい、腸の中の便を排出させてから、検査を行います。ただ、この洗浄液は、ある程度冷たくしないと飲みづらいという難点があり、患者さんによっては毛布を希望するかたもいるほど、全身を冷やしてしまうのです。

このため、おなか、特に腸が冷えた状態では、「スパスム」(腸が収縮した状態)が起こり、肛門から大腸内視鏡を挿入《そうにゅう》しづらくなってしまうという問題がありました。

この冷えの問題を解決したのが、「微温湯浣腸《びおんとうかんちょう》」という方法です。これは、私がかつて勤務していた松島クリニックや、現在の私のクリニックで行っているものです。洗浄液服用後の冷えたおなかに、微温湯(約40~41度前後のぬるま湯)、つまり人肌のお湯を使って浣腸を行うのです。これにより、温められた腸が弛緩《しかん》し、内視鏡を挿入しやすくなります。

患者さんによっては、この微温湯浣腸を行うと、冷えたおなかが温《ぬく》もって、気持ちがいいそうです。また、検査後に「便秘が治った」「腸の状態がよくなった」という患者さんもいます。このように、おなか(大腸)をダイレクトに温められる微温湯の高圧浣腸は、冷えた腸を、ある程度もとの状態に戻す作用があるのです(ただし、一般の病院では、トイレの数が足りないことや、手間がかかるなどの理由で、微温湯浣腸はほとんど行われていません）。

このような観察結果からも、おなかの冷えが排便障害を招きやすくなるということが、おわかりいただけるでしょう。

便秘を悪化させる最大の要因「ストレス」

そして、便秘を悪化させるもうひとつの要因は、「ストレス」です。これについてもきちんとお話ししたいので、あえて項を分けて説明します。

２０１１年3月11日の東日本大震災をきっかけに、被災地では多くの人が便秘に悩まされることになりました。また１９９５年の阪神淡路大震災では、被災者の約４割が便秘になったそうです。

精神的緊張は交感神経を優位にさせるため、便秘を助長させる大きな原因となります。過度なストレスも同様に交感神経を興奮させるため、便秘を引き起こします。避難所では仮設トイレの数も不足し、衛生状態もよくなく、ゆっくり排便できる環境ではなかったと聞いています。このような過大なストレス下では、ふだんは便秘でない人でも便秘傾向になってしまいます。

震災による便秘は象徴的な例ですが、近年は、ストレスが原因で重症の便秘に陥《おちい》っている患者さんが目立ちます。

ストレスと胃腸の関係については、紀元前5～4世紀にはすでに、古代ギリシャの医師であるヒポクラテスによって提示されていました。ヒポクラテスはストレスによる情動の影響によって、体に変調が起きることを記述しているのです。

また、「パブロフの犬」の話をご存じのかたもいらっしゃるでしょう。これは19世紀末のロシアの医師、イワン・パブロフによる研究で、犬にベルの音を聞かせてからエサを与える実験を続けると、ついにはベルの音を聞いただけで犬が唾液を出すことを発見したというものです。これは、ベルの音という刺激（ストレス）が、最終的に唾液の分泌という体の反応をもたらしたという形で、ストレスと胃腸の関係を明らかにした例といえます。

動物の例ではほかにも、ウォルター・キャノンというアメリカの生理学者が20世紀初めに行った実験もあります。猫と犬を対面させると、猫の胃酸の排出や分泌が減少することがわかったのです。

配偶者や身近な人の死、自身の病気、リストラなどは、ストレスの中でも非常に強い影響を及ぼすことが知られています。しかし、大きなストレスだけが心身に影響を及ぼすわけではありません。会議で緊張してしまう、職場や近所に気むずかしい人がいて対応に困る、乗客がつぶされてしまいそうな通勤ラッシュを毎日経験している、夫婦ゲンカなど、一見ささいに感じることも、蓄積することで大きなストレスとなりうるのです。

そして、日本人はストレスが腸の症状となって表れる人が多いようです。私は、オリゴ糖のメーカーである塩水港精糖《えんすいこうせいとう》株式会社との共同調査で、「日本人の腸とストレスとの関係」をテーマに全国600名を対象にアンケートを実施したことがあります。その結果、「日常生活でストレスを感じる」と答えた人は9割という高い数字でした。

こうした人たちに、ストレスを強く感じると、どのような心身症状が出るのかをたずねたところ、「不眠」（49・8パーセント）に次いで、「食べすぎ」（36・6パーセント）、「胃腸等の痛み」（33・6パーセント）といった腸の症状が挙げられました。つまり、ストレスが腸の症状となって表れている人が3人に1人の割合で認められるのです。特に男性では、ストレスによって起こる腸の症状は50代以降になると目立って増えます。その内容は「下痢」「食欲不振」「便秘」などが中心です。一方で、女性では、「食べすぎ」が約5割を占め、20代では「胃の痛み」なども目立ちました。

現代社会はストレス社会ともいわれます。実際、先のアンケートでは9割の人が毎日の生活でストレスを感じていると答えているわけです。つまり、日々便秘が悪化してしまうような状況に私たちはいるのです。

あなたの便秘度をチェックしよう

すでにお話ししたように、便秘を放置しておくと、腸の免疫機能の低下や、全身の代謝の悪化、肌荒れ、むくみ、さらに大腸がんのリスクを高めることにつながります。

この本を手に取ったかたは、程度の差こそあれ、便秘に悩んでいるはずです。しかし、便秘は原因も症状も千差万別。大事なのはまず、自分の排便の状態を知ることと。そして、その状態に合わせた便秘対策を実施するということです。そのためにも、ここではぜひ、左ページのチェック表を使って便秘度チェックをしてみてください。

●①〜⑥のいずれか（あるいはいくつか）に当てはまる人→軽症便秘

毎日ではなくても定期的に排便があるものの、腹部の膨満感など腸の不快な症状があるのではないでしょうか。「停滞腸」が進んで、慢性便秘に踏み込みつつある状態です。

この状態であれば、排便力を取り戻すことは比較的容易です。食事をはじめとした生活の見直しで改善していきましょう。

便秘重症度のチェックリスト

次の質問に対して、当てはまるものをチェックしてみましょう。

質問項目	チェック欄
① 下剤を服用しないと3〜4日に1回しか排便できない	□
② 便がたえず硬い	□
③ 排便できないでいると、おなかがどんどん張ってしまう	□
④ 体を動かしたり、歩いたりすることがあまりない	□
⑤ 1日1〜2回食である	□
⑥ 便意が起こってもがまんすることがある	□
⑦ 下剤を使うようになってから、まだ1年以内である	□
⑧ 自然な便意が起こらない	□
⑨ 下剤を使わないと、まったく排便できない	□
⑩ 下剤を使って排便するのは、週に1回程度である	□
⑪ 下剤を使うようになってから、1年以上5年未満である	□
⑫ おなら(ガス)が以前に比べて異常にくさいと感じる	□
⑬ 下剤を毎日使っている	□
⑭ 下剤を飲むときは、常用量より多い(連日でなくとも)	□
⑮ 下剤を飲むときは、常用量より2倍以上多い	□
⑯ ピーク時に比べて体重が10kg以上減少している	□
⑰ 下剤を5年以上使い続けている	□

●⑦～⑩のいずれか（あるいはいくつか）に当てはまる人↓中等症の便秘

すでに自力では便が出にくくなり、困ったときに下剤に頼る生活をしているはずです。このタイプの人は3～4日に1回、または週末のたびなどに下剤を服用して、まとめて排便する、という人も少なくありません。このままでは数年以内に下剤を連用するようになり、「大腸メラノーシス」（大腸黒皮症。66ページ参照）などの副作用が表れる恐れもあります。

●⑪～⑭のいずれか（あるいはいくつか）に当てはまる人↓重症便秘

自然な便意が完全に失われ、放置しておくと1週間でも2週間でもまったく排便がない状態でしょう。下剤もすでに手放せなくなっているはずです。排便力を取り戻すまでには時間も根気も必要になりますが、生活習慣の見直しと便秘改善のリハビリテーションで排便力を取り戻すことは可能です。

●⑮～⑰のいずれか（あるいはいくつか）に当てはまる人↓下剤依存症

下剤依存症が進行している状態です。すでに、便秘やそれにまつわるトラブルで医療機関にかかったことがあるかもしれません。また、あなたの腸にはかなりの確率で、「大腸メラノーシス」（66ページ参照）が見つかるはずです。

便秘改善リハビリテーションを参考にしながら、きちんと医師の指導のもとで便秘薬からの離脱治療を受けることをお勧めします。症状によっては半年、あるいは1年の期間が必要ですが、あきらめずに治療に取り組めば必ず成果は表れます。

排便力は必ず取り戻せる

さて、チェックの結果はどうだったでしょうか。

軽い便秘であればセルフケアだけでじゅうぶんによくなります。さきほど挙げた便秘を悪化させる理由で思い当たる部分があれば、そこに気をつけるようにすることが第一歩です。具体的な方法や内容は3章以降で詳しく解説しますので、参考にしてください。

重い便秘や下剤依存症であっても、セルフケアは有効です。これに加えて、専門家の指導のもとで適切な下剤を使い、コツコツと腸や便意のリハビリテーションを続けることで、必ず、排便力は戻ります。

ただし、消化管にできたポリープや、がんなどの腸の病気が原因で、便秘が起こっている場合があります。手術のあとなどを除いて急激に便秘が発症した場合、血便や下血《げけつ》（消化管から出血し便に血が混ざる状態）など、便秘以外の症状が併発《へいはつ》している場合は、便秘の期間や程度を問わず、大腸内視鏡検査をきちんと受けて、これらの病気がないかどうか確認してください。

腸は全身の健康を映す鏡といっても過言ではありません。腸を健康に保ち、便秘から解放されれば、病気になりにくく、肌もきれいになり、全身が健康になるということなのです。その第一歩を、まずは踏み出しましょう。

PART2

下剤で便秘は治らない

薬が症状を悪化させる

カゼを引いたときにカゼ薬を飲み続けても、カゼが悪化することはまずありません。また、カゼ薬を日常的に毎日飲み続けていたり、一度に何十錠と飲んだりしている人の話も、そうそう聞くことはありません。

しかし、便秘においては異なります。薬を飲み続けることで、確実に症状は悪化していきます。そして、そのことを知ってか知らずか、排便のために「毎日」「10錠以上」下剤を飲んでいるという人が、一定数いるのです。ネット上で手軽に薬を買えるようになったことで、こうした人たちは、ますます増加傾向にあります。

カゼのときも、薬そのものがカゼを治すわけではありません。薬で熱やセキといった不快な症状をおさえながら、ゆっくりと休息を取ったり、栄養のあるものを食べたりして体の治癒《ちゆ》力を高め、その結果としてカゼが治るのです。下剤も、「とにかく出なくて苦しい」状況を一時的に改善するものであり、便秘そのものを薬が治すわけではありません。

ところが、便秘になった人は一様に「とにかく便を出すこと」にとらわれ、便さえ出ればいいと思ってしまうのです。どうしても苦しいときに薬を使うのはかまいません。しかし、下剤はあくまでも急場の対処法として、一時的に使うべきです。

この本を手に取ってくださっているかたの中には、日々、下剤に頼って便を出している人も多いでしょう。しかし、それは便秘によくないことであると、今一度認識してください。

前章でお話ししたように、口から腸、肛門までは1本の消化管でつながっています。食事から便のもとを作り、これを肛門に向かって押し出しているのが腸です。

腸の働きのうち、排便に深く関係があるのが「ぜん動運動（大ぜん動）」と「直腸反射」です。ぜん動運動で送られた内容物が直腸に到達すると、脳がこの信号をキャッチし、「便意」として反応します。私たちはこの便意を感じるからこそ、トイレに行き、便を出してスッキリできるわけです。

下剤を使うと、この腸のリズムが妨げられます。

市販の下剤のうち、最も種類が多い「アントラキノン系下剤」（66ページ参照）

と呼ばれる薬は、大腸（なかでも結腸）を刺激して便を出します。

健康な便意は直腸に便が到達して起こりますが、この薬によって起こる便意は、結腸を刺激することによって起こるもので、「おなかがしぶる感覚」であり、本来の自然の便意とは異なります。これは便意ではなく、下剤によって起こる「しぶり感」なのです。

当然、排せつされる便も、通常のプロセスをへずにダイレクトに排せつされるものが含まれます。そのため、水っぽくなったり、無理に出すために腹痛をともなったりすることもあります。「スッキリ感」のない、ときには「つらい」排便です。

このようなことをくり返していると、腸を自力で動かすことが次第にできなくなり、さらには、脳が直腸に到達した便を感じて指令を出すという連携もうまくいかなくなります。

また、寝たきりなどで長く手足を使わないと、筋肉が衰えてその部位がうまく動かなくなります（専門的な言葉では「廃用性《はいようせい》筋萎縮《きんいしゅく》」といいます）。肛門とその周囲にもたくさんの筋肉がありますが、下剤を常用しているとこれらの筋肉も衰え、自然な排便を、体がどんどん忘れてしまうのです。

薬をやめられない「下剤依存症」

「下剤がないと便が出ないため、毎日、薬を服用している」「常用量を超えた量を飲んでいる」「薬で便を出さないと不安になる」……。

重症便秘のうち、多くのかたが下剤に依存する生活を送っています。私はこうした人たちを「下剤依存症」と名付けました。私が診た最も重症のケースは、1回につき約2錠となっている下剤を、なんと1日150錠も飲んでいるという女性でした。ここまでの量を飲んでいる人はめずらしい例かもしれませんが、1日10錠、20錠程度飲んでいるという人は、けっして少なくありません。

下剤依存症をほうっておくと、体にさまざまな悪影響が起こります。自然の排便が促されないために、腸自体はもちろん、肛門括約筋など筋肉の働きが悪化してきます。後述する「大腸メラノーシス」も発生しやすくなります。

やがて、大腸から胃や食道にまで悪影響が起こり、排便力の衰えに拍車がかかると、便秘だけでなく「食事がおいしくない」「食後の腹部膨満感（おなかの張り）」「ガスがたまる」など、さまざまな障害が起こってきます。

また、下剤を過剰に服用して起きる下痢によって、体の中の水分はもちろん、必要なミネラル分までもが水といっしょに失われてしまいます。その結果、電解質異《でんかいしつい》常（血液中の塩類異常）が起こってくる可能性もあるのです。

私たちの体に存在する60兆個もの細胞は、細胞内液や細胞外液といった水分に満たされています。これらの水分にはナトリウムやカリウム、カルシウム、マグネシウムが一定量含まれていて、このミネラル分によって生体の状態が一定に保たれています。

電解質異常とは、これらのバランスが正常値を逸脱《いつだつ》した状態です。電解質異常は生体にとって危機的な状態であり、むくみや筋力の低下のほか、重症の場合は不整《ふせい》脈《みゃく》、意識障害など、命にかかわるような全身の異常が起こる危険もあるのです。

さらに、忘れてはならないのが、下剤の連用によって気分の障害が起こってくるということです。下剤依存症の人に共通してみられるのは、「不安感」「抑うつ感」といった心の不調です。

便秘で下剤を常用していることを人にいえない悩み、自然に排便ができない悩みなどが連鎖して、自分の殻《から》に閉じこもっているような人も多く見られます。また、これは便秘の原因にもなっていることではありますが、うつ病や摂食障害をともなう下剤依存症の人も少なくありません。

摂食障害を発症している場合は専門医による治療が必要で、カウンセリングや入院治療を勧められることもあります。当然、下剤依存症の治療も、こうした専門機関と連携して行うことになります。こちらについては、5章で詳細をお話ししますので、参考にしてください。

下剤の副作用とは

下剤の副作用について、もう少し詳しく紹介したいと思います。

市販の下剤として最もよく使われており、すべての下剤のうち70～75パーセントを占めているのが「アントラキノン系」というタイプの下剤です。

生薬《しょうやく》（漢方薬の材料となる薬草や動物、鉱物の総称）のアロエやセンナ（センノシド）、大黄《だいおう》（タデ科ダイオウの根茎）が成分として配合されており、大腸、なかでも結腸を刺激して便を出す下剤（結腸刺激性下剤）です。このタイプの薬は、長期的に使用を続けているうちに、腸がその刺激に慣れてしまい、通常の量では効かなくなります。

さらに怖いのは、アントラキノン系下剤の長期連用で、大腸そのものの形態に異変が起こってくる可能性があることです。これは「大腸メラノーシス」（大腸黒皮《こくひ》症）というもので、大腸の粘膜が黒ずんでいる状態です。

以前、私が勤務していた松島クリニックで行った調査（日本消化器内視鏡学会で発表）では、中程度以上の慢性便秘で大腸内視鏡検査を受けた人の約3・5パーセントに大腸メラノーシスが見つかっています。海外の文献では、大腸メラノーシスはアントラキノン系下剤を毎日6カ月程度摂取すれば生じ、断続的であっても、9

カ月から1年摂取すれば大腸メラノーシスになるという報告もあります。

アントラキノン系の下剤が体内に入ると、薬物代謝（体内での薬物の処理）の過程から、腸にメラニンのような色素の沈着が起こります。本来、腸の壁はきれいなピンク色をしていますので、最初にこの大腸メラノーシスを発見したときは本当に驚きました。実は内視鏡の分野の教科書には、この大腸メラノーシスについて20年以上も前から書かれていたのですが、ほとんど注目されていませんでした。

大腸メラノーシスは、黒い色素が腸管の神経にも影響して、大腸が伸びたゴムホースのような状態になってしまいます。

大腸メラノーシスと大腸がんの直接的な関係については、いまだ明らかにはなっていませんし、大腸メラノーシスがあるからといって、必ずしも大腸がんになりやすいというわけではありません。また、大腸メラノーシスに痛みなどの自覚症状があるわけでもありません。しかし、この大腸メラノーシスがある部分では腸の動きが止まってしまっているため、ただでさえ弱くなっている大腸の動きをますます弱めてしまいます。

このため、下剤を飲まないとますます排便がしにくくなり、薬の量がどんどん増えていくという、重症便秘の大きな原因となっているわけです。

「便意の消失」は、体が自然な排便を忘れたサイン

下剤依存症の人がほぼ全員といっていいほど抱える問題が、「便意の消失」です。こういう人は、いくらヨーグルトなどを摂って腸内環境をよくしようとしても、まったく排便力があがりません。

下剤の「頻度《ひんど》」「服用量」「服用期間」に比例して、便意が低下していきます。以前、私のクリニックの便秘外来を受診している2000人を対象に「便意の有無」について質問してみたところ、程度に差はあるものの、「便意がない」と回答した人が実に90パーセントにも及びました。私の経験では、自力での排便がほとんどなく、連日、下剤を服用しているかたでは、そのほとんどに「便意の消失」が見られます。

健康な人ではS状結腸に一定量の便がたまると、腸の内圧が高まって、便が一気に直腸へ押し出されます。このとき、直腸の壁が刺激されて直腸反射が起こると、同時に「便意」を感じ、肛門括約筋がゆるんで排便が始まります。

とはいえ、排便は自分の意志によって、ある程度がまんすることができます。これは、排便に重要な役割を果たす肛門括約筋には、肛門の内側にある内《ない》肛門括約筋と、外側にある外《がい》肛門括約筋の2つがあるためです。内肛門括約筋は「不随意《ふずいい》筋」といい、自分の意志では動かすことのできない筋肉なのですが、外肛門括約筋は「随意筋」であり、意志（つまりは脳）によって働きをコントロールできるためです。つまり、トイレに行って排便の体勢をとるまでは意志の力、つまりは外肛門括約筋の力によって排便をがまんすることができるのです。

排便を完全に行うためには、最終的に「排便しよう」という意志のもとで、いきみと腹圧《ふくあつ》、さらには筋肉の力がうまくミックスされて便が押し出されなければなりません。これによって、ようやく肛門は開かれるのです。排便する行為というのは簡単そうに見えて、実は複雑な作業なのです。

一方、便意が消失してしまった人は、これがうまくいきません。直腸に便が入っても、その指令が脳に行かないからです。このため、便がどんどんたまり、腹部が膨張することになります。便意の消失とともに、腹部の膨満感やおなかの痛みなど、便秘にともなう症状もより強く表れるようになります。これが苦しいために、つい下剤に手が伸びてしまうという事態に陥っているのです。

便意の消失は内臓感覚の障害

ところで、あたりまえのように便意といっていますが、便意も医学的には48ページで述べた「内臓感覚」と呼ばれるもののひとつです。

知覚するための方法を「感覚」といいます。知覚とは動物が外界からの刺激を感じ取ることで、視覚、聴覚、嗅覚、味覚、平衡感覚などがあります。これらの感覚情報をもとに「熱い」「うるさい」「重い」「甘い」「固い」などのさまざまな刺激を自覚します。

内臓感覚とはこうした感覚のうち、心臓や肺、胃や腸などの臓器から生じる感覚のことです。私たちが自覚するものとしては、胃痛などをはじめとする内臓痛や、圧迫感、食欲、空腹感、吐き気、尿意、便意、性感覚（性欲）などがあります。また、「おなかの冷え」や膨満感も内臓感覚といえます。

内臓感覚は、内臓とは離れた場所にある「求心性《きゅうしんせい》神経」という部分を介して脳に伝わります。内臓感覚が脳に伝わることで、私たちは「空腹↓食事を摂る」「便意↓トイレに行く」といった行動を起こすことができます。

また、内臓感覚は脳に伝わるほか、自律神経（体温や鼓動など意志とは関係なく体の機能を調整する神経）や免疫（病原菌等から体を守るしくみ）にも影響を及ぼすといわれています。内臓感覚によって不快な気分を感じると、発汗や低血圧などの自律神経症状が表れるのはこのためです。便意の消失は内臓感覚の障害、あるいは「内臓感覚低下症」ともいえるわけで、生物である人間にとって危機的な状況といっても、いいすぎではないのです。

内臓感覚低下症のチェック法

ところで、これまで腸においては、内臓感覚が「強すぎる」ことのほうが問題視されてきました。

内臓感覚が強すぎて起こる腸の病気の代表が、過敏性腸症候群《かびんせいちょうしょうこうぐん》です。腸の粘膜に炎症やポリープや腫瘍《しゅよう》などの病変がないのに、腸の働きが強くなりすぎることによって、腹痛や便通異常（便秘、下痢、および便秘と下痢をくり返す交替型）といった症状が表れる病気です。

一方、内臓感覚が「弱すぎる」こと、さらには内臓感覚と便秘の関係については、ほとんど注目されていません。弱すぎる内臓感覚については、検査法もないわけではないのですが、一般的ではなく、文献などを過去にさかのぼってもありません。

便意の有無を確認するためだけであれば、検査を受ける差し迫った必要性はありません。しかし、1章の終わりで、腸に問題がないかを調べるために一度、大腸内視鏡検査を受けてほしいとお話ししましたが、自分の便意がどこまでなくなっているかを知るためにも、内視鏡検査は有効です。

大腸内視鏡では、肛門から約35～40センチほど奥のS状結腸付近まで、腸管内を観察するために、少し空気を入れながら内視鏡を挿入《そうにゅう》することになります。

この際、便秘のない健康な人は、「便意を感じる」とおっしゃいます。一方、重い便秘で「便意を消失している」と申告される人は、空気を入れたときに、「便意はありますか？」と質問してみると、「ごくわずか」か「まったく感じない」ということがほとんどです。

特に、結腸からS状結腸にかけて大腸メラノーシスが見つかった場合は、この問題が顕著で、便意を感じることはまずありません。つまり、便意が失われているうえに、腸管の機能は低下しているという二重苦になっているのです。

また、内臓感覚低下症のチェックリストを次ページに用意しました。下剤依存症の人ともなれば、大半が便意を消失している可能性が高いのですが、比較的症状が軽い人なども、自分の状態を知るためには役立つでしょう。なお、便意がなくなっている人のためには、自宅でできる便意リハビリの方法を5章でご紹介します。

回答

あてはまるものがない	→	内臓感覚は良好

内臓感覚には問題ありません。便秘で悩んでいても、章の後半で紹介している食事や運動などで、排便力がついていくでしょう。

⑤以外にチェックがある	→	内臓感覚に少々問題あり

内臓感覚を鈍らせる生活が続いています。ここで生活の見直しを図り、重症化を食い止めましょう。

⑤のみ、または⑤+①〜④のどれか2つにチェック	→	内臓感覚低下症（軽症）

すでに便意がなく、内臓感覚が低下した状態です。アントラキノン系下剤をやめ、マグネシウム製剤や坐薬によって、便意を取り戻す訓練をしましょう。

⑤+その他3つにチェック	→	内臓感覚低下症（中等症）

①〜④のチェックが多いようであれば、今すぐ食事を見直しましょう。⑥〜⑩のチェックが多く、体調がつらいようであれば、かなり重症化しています。

⑤+その他5つ以上にチェック	→	内臓感覚低下症（重症）

体が自然な便意を忘れてしまっている状態です。特に⑥〜⑩のチェックが多いようであれば、専門医に相談することをお勧めします。

内臓感覚を調べるチェックリスト

次の質問に対して、当てはまるものをチェックしてみましょう。

質問項目	チェック欄
① 1日に1〜2回食である	□
② おなかがゴロゴロいわない	□
③ 水分をあまり摂らない	□
④ 下腹部がよく張る	□
⑤ 便意(排便したいという感覚)がない	□
⑥ 下剤を服用しないと排便ができない	□
⑦ 1年以上、下剤を毎日服用している	□
⑧ 何もしないでいると、まったく便が出ない	□
⑨ グリセリン浣腸を使ったことがある	□
⑩ 排便がなく、おなかが張ってくると胸焼けがある	□

いろいろある下剤の種類

さて、ここまで、下剤依存症や下剤の副作用についてお話ししてきましたが、本書の内容は下剤の存在そのものや、効果を否定するものではありません。食事療法など便秘の根本の部分を改善するケアをきちんと実施したうえで、短期間だけ、補助的に下剤を使うことはむしろよく、重症便秘の人には有効な方法です。

また、下剤にもいろいろな種類があります。市販されているものならなんでも同じと思い、初期の便秘のうちから刺激の強いものを使ってしまう例も多いのですが、比較的依存性が低いものもあります。ここでは下剤の種類について、改めてお話ししておきましょう。

下剤は、作用によって「刺激性下剤」と「機械性下剤」に大きく分類されています。刺激性下剤はその名のとおり、腸を刺激するタイプで、一方の機械性下剤は便に作用してかさを増やしたり、軟らかくしたりして排便を促すタイプです。初期の便秘で薬に頼りたいというときは、機械性下剤を使ったほうがクセになりにくく、刺激や副作用も少なくすみます。この2種類の中でも、さらに作用や特性によって複数のタイプに分類されています。

1　刺激性下剤

①小腸刺激性下剤

小腸に刺激を与えるタイプ。ヒマシ油やオリーブオイルなども含まれる。結腸刺激性下剤に比べると副作用が少ないため、治療でも勧めることが多い。

②結腸刺激性下剤

大腸（結腸）に刺激を与え、ぜん動運動を起こさせて便を出す。アントラキノン系下剤がこれにあたり、市販の下剤のほとんどを占める。長期間使用すると、大腸メラノーシスを起こし、機能低下を招くものもある。

2 機械性下剤

①塩類下剤

便の浸透圧を上げ、便の水分が吸収されるのをおさえ、便を軟らかくして排出させる。市販の下剤の乱用が原因となっている場合に、小腸刺激性下剤とともによく使われる。副作用が少ないが、腎臓《じんぞう》に障害がある人は使用に注意が必要。

②糖類下剤

腸内の水分を増やして便を軟らかくする。胃や腸で吸収されにくい糖類が主成分。副作用が少なく、子どもの便秘にも用いられる。

③膨張性下剤

寒天や、小麦ふすま（小麦の皮の部分）などを含む。水分を吸収して便のかさを増やし、軟らかくする。偏食や小食の影響で腸の内容物が少なすぎることで便秘になったケースに使うと、便のかさが増えて便秘が解消されやすい。

④浸潤性《しんじゅんせい》下剤

便に薬の成分が浸潤して便を軟らかくする。副作用は少ないが日本では普及していない。

そのほかに、便秘治療に使われる薬として「坐薬《ざやく》（坐剤）」があります。便意がなくなっているタイプの患者さんは、下剤を使っても直腸が便意という形で反応せず、便が出にくいため、下剤よりも坐薬による治療が有効になることがあります。

「自然のものだから安全」は間違い

初期の便秘や、自宅で行う腸内リセット（129ページ参照）のときは、酸化マグネシウムなどの塩類下剤、オリーブオイルなどの小腸刺激性下剤をお勧めしていますが、実際の治療では、症状の程度に合わせて漢方の下剤を追加していくことがあります。漢方薬は天然の動物や植物を加工した生薬を何種類か組み合わせて作られており、便秘に効果があるものも複数あります。

ところで、大黄やセンナ、アロエなど、アントラキノン系下剤の材料も、これまた生薬であり、自然の成分に由来しています。化粧品やサプリメントの宣伝などで「自然のものだから安全」という言葉を目にすることが多いのですが、下剤の場合、自然の成分だからいいというものではないのです。

とくに大黄を含む薬剤は、長期に連用していると、前述の「大腸メラノーシス」を発生させる恐れがあります。このため、便秘によいとされる漢方薬でも大黄を含むものは、私のクリニックでは最近、ほとんど使っていません。腸閉塞《ちょうへいそく》予防によいとされる大建中湯《だいけんちゅうとう》も、便秘によいということで服用している人もいますが、効果は疑問です。

以上のような理由で私のクリニックでは、漢方薬の処方は、アントラキノン系下剤の減量が難しいときの一時的なものとし、下剤の減量が可能となってきたら、漢方薬も速やかに減量できるよう指導しています。漢方薬も、長期にわたる服用や乱用には注意が必要になるのです。

下剤は使い分けが必要

さて、排便にかかわる消化管はとても長く、胃から小腸、結腸、直腸を通過しなければいけません。その長さはおよそ9メートルにまで及びます。

便秘治療においては、消化管のどこでどんな障害が起こっているのかによって使う薬も変わってきますし、またリハビリのプログラムも、便意を復活させることを主にするのか、食事改善を中心にするのかなど、その内容を変えなくてはならないのです。

旧来の分類によれば、便秘には、がんやポリープなど病気が原因で起こる「症候性便秘」と、腸の機能が低下して起こる「慢性便秘」とがあります。本書で述べるのは後者の「慢性便秘」で、医学的には「常習性便秘」と呼ばれるものです。さらに常習性便秘は、大きく3つに分けられます。

①直腸性便秘
直腸までは便が降りてきているのに、便意が起こらないために便秘になる。

②弛緩性便秘
大腸全体の運動機能が低下して起こるタイプの便秘。「おなかが張っているのに排便できない」のが特徴。

③けいれん性便秘
ストレスから結腸の緊張が異常に高まって起こる。便秘と下痢をくり返すのが特徴。

しかし、患者さんを実際に診てみると、これらのいずれかにきちんと当てはまるというケースはむしろ少なく、そう単純明快ではありません。いくつかのタイプが組み合わさっているなど、一人ひとり異なるのです。右の分類は、あくまで一般的なものと考えています。

そのため、私は85ページの表のように、便秘のタイプを障害部位、原因別に5つに分類して、それぞれに合わせた薬を処方する方法などで治療を行っています。

例えば、排便をがまんしているうちに便意がなくなってしまったタイプでは、直腸や肛門に障害があると考えられます。そこで、浣腸や「新レシカルボン坐剤®（ゼリア新薬工業など）」などを使います。

下剤依存症の人がいきなり薬をやめることはできませんから、その場合はアントラキノン系下剤の量を減らしながら、ほかの結腸刺激性下剤や、オリーブオイルなどの小腸刺激性の下剤を併用します。さらに、便が硬い場合は、便を軟らかくする塩類下剤を使います。

ダイエットで便を作るだけのじゅうぶんな食事量を摂取しないため、便秘になっている人もいます。この場合は腸よりもむしろ腸を通る便のもと（消化管の内容物）に問題があり、食物繊維や水分の摂取が有効です。

このような治療法はまだ一般的ではありません。便秘の根本治療というのは、確立したものではないからです。

逆に、便秘のことをあまり知らない医師のところに行けば、市販の下剤とあまり差がないような下剤（つまりアントラキノン系下剤など）を処方されて終わり、ということも少なくありません。

先に便意について触れましたが、私のクリニックにやってくる患者さんに「便秘のことを医師に話したときに、便意について質問されたことがありますか？」と聞いてみると、ほとんどだれもいないのが実情です。つまり、多くの病院では便秘の患者さんが来られても、「便が排出されればいいだろう」という考えが先に立ち、便意のことなど気にかけていないのだろうと予測できます（「便秘外来の名医」といわれている医師でさえそうです）。

便秘治療が普及しない背景のひとつには、病院にとって「あまりお金にならない」という現状もあるでしょう。便秘治療では、食事や運動といった生活習慣や、

便秘の新しい分類と有効な便秘薬の種類

障害される腸の部位や便秘の原因	便秘の原因となる障害	有効な便秘治療法や薬
1. 小腸	① 術後腸管癒着症 ② 炎症性腸疾患 ③ 薬剤の副作用	① 塩類下剤（酸化マグネシウムなど） ② オリーブオイル ③ ヒマシ油 ④ 漢方製剤
2. 結腸	① 弛緩性便秘症（下剤長期連用による二次的障害を含む） ② 大腸メラノーシス（アントラキノン系下剤長期連用による二次的障害を含む） ③ 術後の腸管癒着 ④ 薬剤の副作用 ⑤ 加齢による腸管機能の低下	① 結腸刺激性下剤 1. アントラキノン系下剤（センナ、大黄、アロエなど） 2. フェノールフタレイン系下剤（フェノバリン、ビサコジールなど） 3. その他（ピコスルファートナトリウム製剤など） ② 塩類下剤 ③ 微温湯による腸洗浄 ④ 漢方製剤
3. 直腸・肛門	① 直腸反射の消失 ② 肛門反射の消失 ③ 腸管の切除によるもの	① 腸管刺激性下剤 1. 浣腸剤（グリセリンなど） 2. 新レシカルボン坐剤 Ⓡ
4. 消化管内容物の減少	① 偏食（食物繊維摂取量の減少） ② 加齢による食事量の減少	① 食物繊維 1. 不溶性食物繊維（セルロースなど） 2. 水溶性食物繊維（難消化性デキストリン、ポリデキストロースなど） ② 水分
5. ストレス	① 心理的ストレス ② 物理的ストレス ③ 月経前症候群（PMS）	① 薬物療法（トランキライザー、漢方製剤など） ② 食事療法（γ-リノレン酸） ③ 音楽療法

（著者考案）

腸の働きをつかさどる副交感神経（体を安静の方向へ導く自律神経）を優位にするためのリラックス法などの指導がとても大事です。つまり、問診や治療の説明に時間がかかります。しかし、現在の保険診療制度の枠組みのなかでは、患者さんへの説明にそんなに時間がかけられないのも実情です。

このように、さまざまな問題があって、便秘の患者さんには適切なケアができない現状があり、便秘が悪化する人が多い背景には、医療側の問題もあります。患者さんだけが悪いわけではないのです。

一方で、最近は便秘に対する関心も高まり、消化器科の医師を中心に便秘外来を開設するところが増えてきています。セルフケアを地道に行い、重症度によっては、先に挙げたような下剤や治療薬を併用していくことで、ほとんどの人が便秘から解放されます。

便意がまったくなくなってしまった重症の便秘や下剤依存症のかたでも、半年から1年で排便力がしっかりとついてきます。次章から実際の対策に移りますので、まずはそれを実行していきましょう。

PART3

排便力をつける「食事」と「腸内リセットプログラム」

排便力をつけるための食事のルール

食べ物の消化・吸収・排せつというメカニズムにおいて、自分の意志でできることは、口に入れることと、肛門を開閉することのみといえます。

あとは「第2の脳」といわれる腸の神経や、腸の働きを担う自律神経（35ページ参照）によって、自分の意志とは無関係に食べたものが腸の中を移動していくのです。

自分の意志とは無関係であるからこそ、腸の具合が悪くなると本当に困るともいえます。こうした腸の働きを健康に維持し、腸と脳の連携をスムーズにすることが、排便力アップのための大事なポイントです。また、前章でお話しした「失われた便意」を取り戻すためにも、腸の働きをよくする必要があります。そこで何よりも重要となるのが「食事」です。

まずは、便秘の程度にかかわらず、すべての人に実行してほしい「排便力をつけるための食事のルール」についてお話しします。

排便力をつける食事のルール①

1日3食きちんと食べる

朝食抜きの食生活が便秘にとっての大敵だということは、本書でも折につけ触れてきました。便は食事の残りカスですから、材料がなければ作られませんし、腸のぜん動運動のなかでも排便に大きく関係している大ぜん動は、朝が最も強く、朝食をとり、胃腸に物が入ることによって引き起こされるからです。

私たちは、朝目覚めて昼に活動し、夜になると眠ります。なぜ自然にこのようなリズムを刻《きざ》めるかというと、人間の体には、体の各機能がスムーズに動くための「体内時計」が備わっているからです。1日3回の定期的な食事をくり返すことで腸の働きも規則的になり、排便力がついて、体内時計に排便が組み込まれて、決まった時間に排便できるようになります。

日常的に朝食を食べていない人は、朝にあまりおなかが空かないという人も多いようです。その場合は、プレーンヨーグルトに、輪切りにしたバナナ半分とオリゴ糖を加えて混ぜたものなどを食べてみましょう。

昼食は「第2の脳」を活発にする

また、見逃されがちな昼食についても触れておきましょう。朝食後は徐々に交感神経が活発になり、集中力が高まる時間帯です。人間の思考力は午前10時〜11時を中心とした午前中が最も活発といわれていますから、大切な仕事を午前中に片づけ、仕事が終わった脳を休息させるために絶好のタイミングとなるときに、昼食を摂るべきです。

昼食を摂りながら、リラックスして一時的に頭をクールダウンさせることで、腸にとってもよい環境を作り出します。交感神経の緊張が続くと、胃腸の運動は低下し、食欲は低下傾向になり、血圧や心拍数などが上昇を続けてしまうのです。

脳をクールダウンさせると、副交感神経が活発に働きやすくなり、腸の働きがよくなります。結果、「第2の脳」が活発に働いて、内容物を先へと送り出す腸のぜん動運動が起こりやすくなるのです。

また昼どきは、1日のなかで食べ物の消化力が最も高くなるというデータがあります。体にとっての栄養補給という意味でも、昼食はおろそかにできません。

排便力をつける食事のルール②　就寝の3時間前までに食べ終える

夕方から夜にかけては交感神経の働きが次第に低下し、副交感神経の働きが高まる時間帯です。また、腸に関しては、夜は胃液の分泌が活発になる一方で、ぜん動運動は弱くなります。ですから、夕食は3食で最も量を軽くすると、腸への負担が少なくなります。

さらに、睡眠中にはモチリンというホルモン（体内の働きを調整する物質）が周期的に放出され、腸内の内容物を自動的に肛門側へとゆっくりと送り出します。これはかなり強い運動であり、消化酵素（消化を促進する物質）や消化管ホルモンの分泌も刺激します。自律神経とホルモンの働きによって消化管内はきれいに掃除をされ、翌朝の排便と朝食への準備をするわけです。

さて、このモチリンは胃腸が空《から》にならないとじゅうぶんに働きません。ですから、夕食は就寝時刻の2~3時間前に終わらせましょう。またモチリンは、ストレスなどがあると分泌が悪くなります。ですから、夜は体のリズムに合わせて、静かに過ごすのがいいのです。夜、眠りに就《つ》く前には脳の過剰な刺激を避け、リラックスを心がけましょう。

排便力をつける食事のルール③ 水分をしっかり摂る

水分は腸のぜん動運動を活発にする働きがあります。朝、目覚めてすぐコップ1杯の冷たい水を飲むことは、便秘の解消法としてよく知られています。食べ物が入っていない空っぽの状態の胃に冷たい水が入ると、胃が刺激され、大腸に「ぜん動運動を始めなさい」という信号を送ってくれるのです。さらにこのあと、きちんと朝食を摂ることで排便力はぐんとアップします。

　これを証明した実験があります。以前、私は大腸内視鏡検査を受ける患者さんに許可を得たうえで、上行結腸に4度以下の冷水を入れたことがあります。その結果、冷水を入れて間もなく、急速にぜん動運動が活発になりました。便秘の人は、こうした腸の動きをイメージしながら朝の1杯を習慣づけるとよいのではないでしょうか。

　また、便を軟らかくするためにも水分は欠かせません。水は1000ミリリットル飲んだとしても、このうち900ミリリットルは小腸に吸収されてしまうため、大腸に到達するのは100ミリリットル程度です。また、大腸に行った水分から体内に再吸収されるぶんを除くと、便に吸収されるのはこれ以下の量ということになります。

　摂取する水分が少ないと便が硬くなります。特に夏は汗で水分が失われるため、体内の水分量が不足して、便秘を悪化させる人が多いのです。水分は1日あたり1500〜2000ミリリットル（1・5〜2リットル）は摂るようにしましょう。

　なお、「どんな水を摂ったほうがいいでしょう？」と聞かれることがよくありますが、基本的には水道水でかまいません。水道水に抵抗のある人はミネラルウォーターがいいでしょう。

ミネラルウォーターにはナトリウムやカリウム、マグネシウムといったミネラルが豊富に含まれています。カルシウムやマグネシウムが多く含まれているのは、「コントレックス®」（フランスのミネラルウォーター。日本のスーパーや薬局などでも市販されている）などをはじめとする硬水といわれるタイプの水ですが、独特の味がします。

一方、軟水は日本の天然水に多く、私たちにはなじみが深いといえます。最近は外国からの輸入品もさまざまなものがあり、中硬水と呼ばれる種類のミネラルウォーターもあります。毎日のことですから、おいしく、長く続けることが大事です。とにかく「水分を摂る」ということを重視して、味や種類は好みのものを選ぶといいでしょう。

排便力がつく食材と栄養素①　**食物繊維**

まずは1日25グラム以上を目標に

腸は食べ物の通り道ですから、食べたものの影響を非常に強く受けます。食品中の成分には、腸を養うために不可欠なものもあります。このような食べ物が腸に与える影響を知ることは、便秘対策にとって有用です。以下、排便力をつけるために積極的に取り入れてほしい食材や栄養素を説明していきましょう。

まずは、食物繊維です。

食物繊維は「ヒトの消化酵素では消化されない、食品中の難消《なんしょう》化性《かせい》成分の総体」と定義されています。つまりは腸で消化・吸収されない成分であり、その意味では、ビタミンなどのように消化・吸収されて力を発揮する食品成分とは性質が違います。そのため、食物繊維は「栄養のない食べ物のカス」といわれていた時代が長

野菜	キャベツ(生)	23	1.8	0.4	1.4	13	22
	ニンジン(ゆで)	39	3	1	2	13	33
	カボチャ(ゆで)	60	3.6	0.8	2.8	17	22
	タマネギ(ゆで)	31	1.7	0.7	1	18	41
	トマト	19	1	0.3	0.7	19	30
	トウモロコシ(ゆで)	99	3.1	0.3	2.8	32	10
	サツマイモ(蒸し)	131	3.8	1	2.8	34	26
	ジャガイモ(蒸し)	84	1.8	0.6	1.2	47	33
豆・海藻	寒天(もどし)	3	1.5	—	—	2	—
	モズク	4	1.4	—	—	3	—
	ワカメ(もどし)	17	5.8	—	—	3	—
	おから	111	11.5	0.4	11.1	10	3
	大豆(ゆで)	180	7	0.9	6.1	26	13
	納豆	200	6.7	2.3	4.4	30	34
	そら豆(ゆで)	112	4	0.4	3.6	28	10
フルーツ	ブルーベリー	49	3.3	0.5	2.8	15	15
	キウイフルーツ	53	2.5	0.7	1.8	21	28
	イチゴ	34	1.4	0.5	0.9	24	36
	イチジク	54	1.9	0.7	1.2	28	37
	アボカド	187	5.3	1.7	3.6	35	32
	リンゴ	54	1.5	0.3	1.2	36	20
	グレープフルーツ	38	0.6	0.2	0.4	63	33
	バナナ	86	1.1	0.1	1	78	9
	ブドウ	59	0.5	0.2	0.3	118	40

※F･I値は小数点以下を四捨五入。寒天、モズク、ワカメは総食物繊維量のみ表示のため算出不可

(『五訂増補　日本食品標準成分表』より)

食物繊維が多い食品リスト

代表的な食品に含まれる食物繊維の数値（g）です。

※F･I値とは、食材100g中に含まれるエネルギー量（kcal）を100g中の食物繊維で割った値のことで、これが低いほどエネルギー量が低く、食物繊維が多いことを示す（便秘改善やダイエットに有効）。

※ S･F 値とは、総食物繊維量に占める水溶性食物繊維量の比率。

	食品名	カロリー（kcal）	食物繊維（g）	水溶性食物繊維（g）	不溶性食物繊維（g）	F･I値	S･F値
穀類･麺類	ライ麦パン	264	5.6	2	3.6	47	36
	ソバ	132	2	0.5	1.5	66	20
	ヒエ	367	4.3	0.4	3.9	85	9
	パスタ（ゆで）	149	1.5	0.4	1.1	99	27
	アワ	364	3.4	0.4	3	107	12
	食パン	264	2.3	0.4	1.9	115	17
	うどん（ゆで）	105	0.8	0.2	0.6	131	25
	精白米	168	0.3	0	0.3	560	—
野菜	ブナシメジ（ゆで）	21	4.8	0.2	4.6	4	4
	マッシュルーム（ゆで）	16	3.3	0.1	3.2	5	3
	オクラ（ゆで）	33	5.2	1.6	3.6	6	31
	ゴーヤ	17	2.6	0.5	2.1	7	19
	モロヘイヤ（ゆで）	25	3.5	0.8	2.7	7	23
	ブロッコリー（ゆで）	27	3.7	0.8	2.9	7	22
	ゴボウ（ゆで）	58	6.1	2.7	3.4	10	44
	レタス	12	1.1	0.1	1	11	9
	キュウリ	14	1.1	0.2	0.9	13	18

くありました。

これが覆《くつがえ》され、一躍脚光を浴びることになったのは、第二次世界大戦後、アフリカで活動していた医師たちが、ヨーロッパで増え続けていた便秘や大腸がんなどの大腸疾患《しっかん》がアフリカでは極端に少ないことに気がついたことからです。以降、さまざまな大規模調査などで、食物繊維と便秘の関連性が裏付けられました。

厚生労働省は現在、健康な生活を維持するために、18歳から69歳の女性で1日あたり19～21グラム、男性では24～27グラム以上を目安に、食物繊維を摂るように勧めています。また、日本肥満学会では、肥満の人に対して食物繊維を1日30グラム以上摂るように指導しており、私はこうしたデータを総合して、覚えやすい「25グラム」を提唱しています。食物繊維を多く含む食物については、96～97ページの表を参考にしてください。

現代の日本人が実際に摂取している食物繊維の量は、1日平均14グラム。20代女性では12グラムという少なさです。また、高齢者でも小食になる傾向から、食物繊維の摂取量は不足しています。まずはできるだけ25グラムに近づける努力をして、

計算いらずの「ワン・カップ計量法」

200mlの計量カップに、それぞれの野菜や果物を切るなどして入れた場合の食品量、食物繊維量、カロリー量を示します。

食品名	1カップに含まれる食品の量(g)	1カップに含まれる食物繊維の量(g)	1カップ当たりのカロリー(kcal)
ゴボウ(ささがき)	90	5.5	52
コンニャク(一口大)	155	4.7	11
ホウレンソウ(3~4cm長さ切り)	35	1	7
タマネギ(薄切り)	8.5	1.4	31
キャベツ(一口大)	40	0.7	9
ニンジン(乱切り)	120	3	44
長ネギ(小口切り)	85	1.9	24
ジャガイモ(イチョウ切り)	130	7	87
セロリ(薄切り)	90	1.4	14
カボチャ(イチョウ切り)	130	4.5	118
シイタケ(薄切り)	50	1.8	9
ピーマン(乱切り)	85	2	19
トマト(くし型切り)	150	1.5	28
リンゴ(皮付きイチョウ切り)	100	1.5	54
マンゴー(スプーンでひとすくい)	145	1.9	93
ブルーベリー(まるごと)	120	4	59
イチゴ(半分に切る)	115	1.6	39
バナナ(薄切り)	130	1.4	112
パイナップル(イチョウ切り)	135	2	69
キウイフルーツ	140	3.5	74

無理な分はサプリメントなどで補っていただくような形でよいと思います。

なお、食品中の食物繊維の量を料理のたびに計算するのは大変です。そこで私が勧めているのが「ワン・カップ法」です。これは食材を200ミリリットルの計量カップ中に入れて重さを測定し、そこから食品成分表を用いて食物繊維の量を測定したものです。200ミリリットルの計量カップはどの家庭にもたいていありますので、料理の際、どのくらいの量を入れれば必要な食物繊維の量が摂取できるかがわかります（前ページの表参照）。

摂り方次第で便秘が悪化することもある

食物繊維の摂り方にはコツがあり、ただむやみに量を摂ればいいというものではありません。

食物繊維には、不溶性食物繊維と水溶性食物繊維があります。前者は水に溶けない食物繊維で、セルロースなどが多く含まれるレタスやキャベツなどです。後者は水に溶ける食物繊維のことで、コンブやワカメなどの低分子アルギン酸ナトリウムの多い海藻類や、リンゴやバナナなどのペクチンが多い、熟した果実が代表です（96～97ページの表参照）。

より詳しく説明すると、食物繊維には、次の4つの働きがあります。

①保水性

水溶性食物繊維の特徴は、水を含む性質があることです。これにより、便が軟らかくなって、便のかさを増す効果があります。

②粘性

これも水溶性食物繊維の性質です。水に溶けると、ねっとりとしたゲル状となって、腸内をゆっくりと移動するようになります。特にレンコンなどに含まれるペクチン、コンニャクなどに含まれるグルコマンナンが、この性質を持ちます。血糖値の上昇を抑えたり、血中コレステロールを下げるなどの効果があります。

③吸着性

コレステロールや、胆汁から発生する胆汁酸、および食物の中の有害物質を表面に吸着させて、便として排せつさせる性質です。動物実験では、ダイオキシンの排せつを促す働きも確認されています。

④発酵性

食物繊維は、大腸に棲む善玉菌によって、成分の一部が分解され、短鎖脂肪酸と呼ばれるものに変わります。この短鎖脂肪酸の中の酪酸は、大腸の働きを高めるエネルギー源となります。また、食物繊維を摂取し酪酸が多く作られると、大腸の環境がよくなり、全身の免疫力アップにもつながります。

この保水性、粘性、吸着性、発酵性の4つの働きによって、食物繊維は便秘解消に効果を発揮します。これらの働きは、不溶性食物繊維と水溶性食物繊維の両者が合わさって初めて作用するものなのです。

ところが、食物繊維というとサラダというイメージが強いからか、不溶性食物繊維が主体の食材ばかりを食べているケースが多いのです。

水に溶けない不溶性食物繊維は、それだけだと便が硬くなったり、おなかの張りが強くなったりしてしまいます。水溶性食物繊維が不足しがちな玄米食中心の健康法などで、かえって便秘を悪化させている人も少なくありません。

「不溶性」対「水溶性」を「2対1」で摂るのがポイントです。ちなみに、「2対1」というのは、私の研究結果によるものです。慢性便秘の患者さんに水溶性食物繊維の一種である「ポリデキストロース」を含む飲料を摂取してもらったところ、不溶性食物繊維14グラム、水溶性食物繊維7グラムの割合が、排便に対して最も良好な結果が得られたことに基づいています。

実験で用いたポリデキストロースとは、ブドウ糖、ソルビトール、クエン酸を89：10：1の割合で高温真空下で反応させた、水溶性の食物繊維です。食物繊維をたくさん摂るように勧めても、食の細い高齢者は食事量を増やすことができません。こうした人たちにポリデキストロースを配合した飲料水を連続して摂取してもらったところ、硬い便が軟らかくなるなどの便秘の症状が改善する例がたくさんありました。

その後改めて、下剤をときどき使用するような便秘の患者さんに同意を得て、ポリデキストロース入りの飲料水を10日間連続で摂取してもらったところ、92例中59例（64パーセント）に便秘の改善が認められたのです。

ポリデキストロースは「ファイブミニ®」や「ファイブミニゼリー®」（ともに大塚製薬）など、ゼリーや飲料などさまざまな食品に含有されています。こうした食品を積極的に活用するのもお勧めです。

さらに、96〜97ページの表では、食物繊維の量とともにF・I値（ファイバー・インデックス値）と、S・F値（サルバブル・ファイバー値）も紹介しています。

F・I値とは、食材１００グラム中に含まれるエネルギー量（カロリー）を１００グラム中の食物繊維量で割った値です。F・I値が低いほど、カロリーは低く、食物繊維は多いということになります。F・I値が低い食材は、便秘にならないよう、あるいは便秘を解消しつつ、ダイエットをしたい人に非常に役立ちます。

また、S・F値は、総食物繊維量に占める水溶性食物繊維量の割合です。S・F値が高いほど、水溶性食物繊維を多く含む食品ということになります。単純に食物繊維の量だけを見るのではなく、F・I値やS・F値にも注目して表を活用してもらうと、食物繊維をよりバランスよく摂取できるようになるでしょう。

排便力がつく食材と栄養素②　オリーブオイル

おいしくて即効性もある理想的な食材

適量の油は腸の働きを活性化することが知られています。有名なのはオリーブオイルで、紀元前から「自然の下剤」として知られていました。イタリアでは現在でも、子どもの便秘予防にティースプーン1杯のオリーブオイルを飲ませています。

これは、オリーブオイルに豊富に含まれるオレイン酸の効果です。オレイン酸は脂質の主な成分である脂肪酸の一種です。オリーブオイル100ミリリットル中に含まれる脂肪酸は94ミリグラムですが、このうちオレイン酸は75パーセント、リノール酸は10・4パーセントで、ほかの油と比べると非常にオレイン酸が多いことで知られています。油は、摂取して比較的短時間のうちに腸に到達するので、即効性もあるといっていいでしょう。

東日本大震災では便秘に悩む人が続出しましたが、その対策について新聞社から取材を受けた際も、手軽にできるオリーブオイルの摂取をお勧めしました。カップラーメンにオリーブオイルを入れるのもひとつの食べ方で、味も引き立ちます。

私がオリーブオイルに出合ったのは今から20年以上も前のことであり、後述する腸内リセットを考案する以前のことでした。

こんな実験があります。アメリカの学者、マイケル・フィールドは、動物の空腸（小腸の一部）に、オリーブオイルの主成分であるオレイン酸と、これまた便秘対策に昔から使われてきたヒマシ油の主成分であるリシノール酸を流して（灌流《かんりゅう》実験）、どれくらい小腸で吸収されるか調べました。その結果、オレイン酸のほうがリシノール酸に比べて、小腸に吸収されにくいということがわかったのです。

この「吸収されにくさ」こそ、オリーブオイルが便秘によい理由のひとつです。比較的多めのオリーブオイルを短時間で摂取すると、小腸であまり吸収されず、腸神経系を刺激して腸管運動を促進し、また食物の残りカスに混じることで、腸内の便のすべりをよくする効果があると考えられるのです。

私も以前、こんな調査を行いました。下剤を継続的に使用していた慢性便秘の患者さん64人に、オリーブオイルを毎朝30ミリリットル摂取してもらったところ、なんと、ほぼ全員に近い63人が下剤の使用を中止、または下剤の減量が可能になりました。特に便が硬かった患者さんでも、普通の便になるまで改善したのです。

このことから、私はオリーブオイルによる食事療法の有効性を確信し、臨床現場でも取り入れるようになりました。

オリーブオイルは生で摂取する

腸を動かすためには、1日大さじ1〜2杯のエキストラ・バージン（EXV）オリーブオイルを摂ることをお勧めします。ＥＸＶオリーブオイルは、オリーブの実をそのまましぼって採取した、いわばオイルのジュースです。酸化しにくく、味にも香りにもあまりクセのないのが特徴です。

ＥＸＶオリーブオイルをパンにつけたり、サラダにドレッシング代わりに加えたりするといいでしょう。パン（特にライ麦パン）は白米よりも食物繊維量が多いので、パンとオリーブオイルの組み合わせは理想的です。これだけで、大さじ1杯くらいのオリーブオイルは無理なく摂取できます。

なお、オリーブオイルの摂取を勧めると、肥満との関係を心配されるかたがいます。確かにオリーブオイルは脂質の一種ですから、摂りすぎは肥満などの原因になります。

ですが、通常のカロリーで食事を摂っている場合、大さじ1～2杯のオリーブオイルが健康に大きな影響を与えるということはありません。むしろ、こうした適量のオリーブオイルは、体にとっていい働きが複数あることがわかっています。油でありながら、「悪玉コレステロールを減らす」「大腸がんをはじめ、がん全般を予防する」ことが数々の研究や疫学《えきがく》調査（病気の原因と考えられる要因と病気の発生の関連性について、地域や集団を統計的に調査すること）で報告されているのです。

「EXVオリーブ・ココア」で健康力アップ

ここで、オリーブオイルをさらに簡単に、もっとおいしく摂取する方法として、私が考案した「EXVオリーブ・ココア」をご紹介しましょう。

これは、EXVオリーブオイル、ココア、オリゴ糖、白湯《さゆ》のパワーがバランスよく配合されており、おなかの冷えや便秘、停滞腸などにたいへん有効に作用する飲み物です。なぜココアなのかというと、ひとつはオリーブオイルを摂りやすくなるということ、またココア自体にもパワーがあるからです。

ココアパウダー5グラムには、タンパク質1・1グラム、脂質1・2グラム、糖質0・7グラム、食物繊維1・4グラム、ナトリウム0・9グラムが含まれています。ココアパウダーの食物繊維は、意外に多いのです。

また甘味料としてオリゴ糖を入れるのですが、オリゴ糖には後述のように、腸内のビフィズス菌などの善玉菌を増加させて、腸内環境を整える作用があります。

私は以前、このEXVオリーブ・ココアで、どのくらい体温上昇効果があるか調査したことがあります。冷え性で、腹部膨満感を訴える女性に2週間、EXVオリーブ・ココアを飲み続けてもらったところ、おおむね全員に体温の上昇効果が認められたのです。また、おなかのガスも排出されやすくなったり、排便促進効果が認められたりする日が多くなったこともわかりました。

これらはEXVオリーブ・ココアでおなかが温まり、腸管刺激作用が働いているためと考えられます。特に、やせ型で冷え性の女性、胃下垂の女性に効果があるようです。体温を上昇させる理由としては、EXVオリーブ・ココアは胃の中に貯留したとき、薄く広がった油膜ができるため、通常のココアよりも冷めにくいことが考えられます。また、胃下垂のあるやせ型の人（特に女性）ほど、EXVオリーブ・ココアが胃の中で滞留し、小腸に流れ込む時間がゆっくりになるため、熱が全身に伝わって、体温上昇を長く維持できるためと思われます。

「EXVオリーブ・ココア」の作り方

材料（1杯分）

・湯（沸かしたての熱い湯）　300ミリリットル
・ココアパウダー　小さじ2
・EXVオリーブオイル　小さじ2
・オリゴ糖　小さじ2〜3

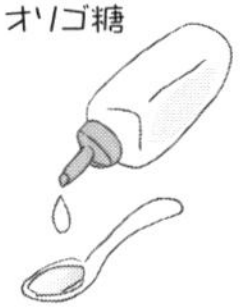

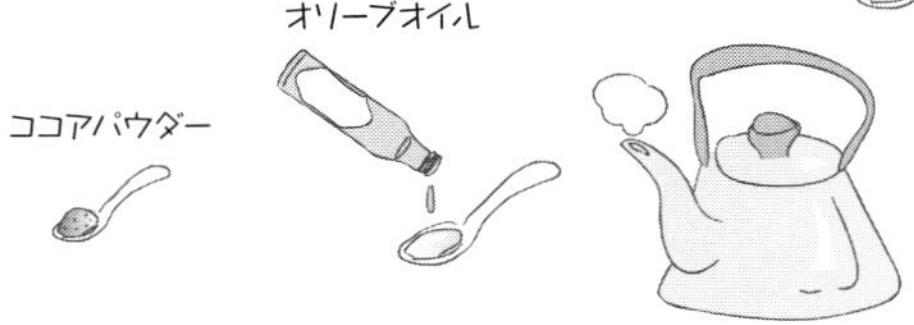

作り方

①湯にココアパウダーを入れ、
よくかき混ぜる。
②オリゴ糖とオリーブオイルを入れて、
よくかき混ぜればできあがり。

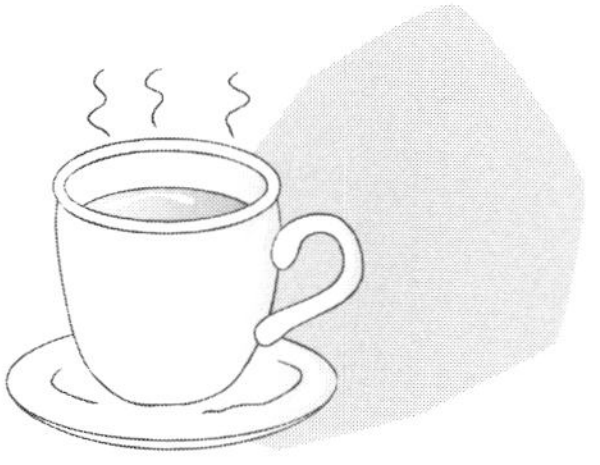

このように、EXVオリーブ・ココアは、冷えによる停滞腸や便秘に対して、まさにうってつけの飲み物といえるのです。

排便力がつく食材と栄養素③　オリゴ糖

1日3グラムの摂取で腸内のビフィズス菌が数倍に増える

オリゴ糖にもいくつか種類がありますが、人間の持つ消化酵素で消化・分解されることなく、大腸まで届くという特性があります。大腸に届いたオリゴ糖はビフィズス菌のエサとなって善玉菌を増やし、腸内環境をよくします。

私のクリニックで、こんな調査をしたことがあります。マグネシウム製剤を服用中の慢性便秘の患者さん29名に、オリゴ糖（乳菓オリゴ糖）を1日2回、継続的に摂取してもらったところ、マグネシウム製剤内服量を減らすことができたのです。

つまりオリゴ糖は、慢性便秘症の患者さんに有用であることが明らかになりました。

オリゴ糖摂取で便秘薬の使用量が減る

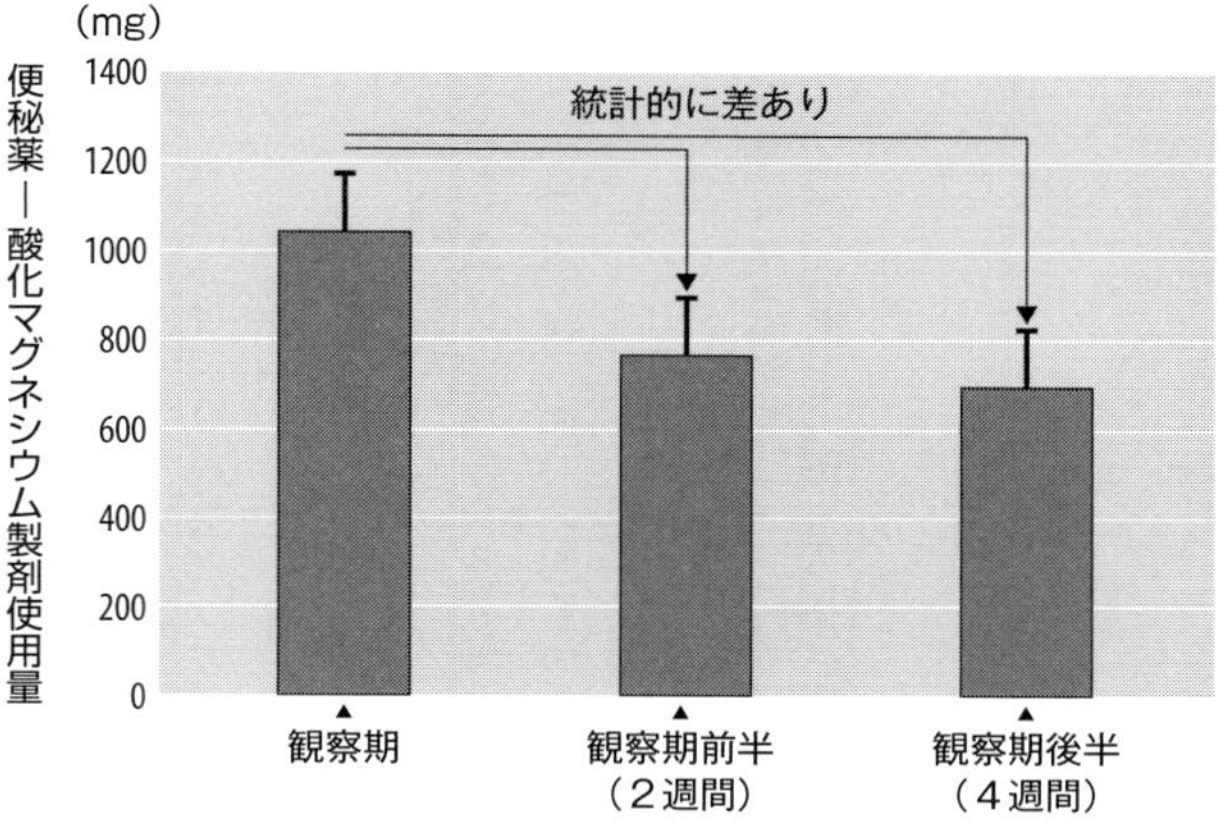

※観察期＝マグネシウム製剤のみを服用している期間

※観察期前半＝マグネシウム製剤とオリゴ糖を服用して2週間の期間

※観察期後半＝マグネシウム製剤とオリゴ糖を服用して4週間の期間

※慢性便秘症患者29名が対象。オリゴ糖は乳果オリゴ糖(ラクトスクロース)を使用

(資料:塩水港精糖株式会社・糖質研究所との共同研究より)

オリゴ糖の摂取目安は1日3～5グラムです。大豆オリゴ糖の場合、1日に3グラム摂取すると、腸内のビフィズス菌は数倍に増えるといわれています。多く含まれる食材は果物、ハチミツ、豆乳など。このほかトウモロコシやニンニク、ネギや納豆、アスパラガス、タマネギ、ゴボウなどにも比較的多く含まれています。特にバナナは、100グラム（約1本）あたり300ミリグラムと、オリゴ糖を豊富に含んでいます。

また、甘味料として市販されているものを利用してもいいでしょう。砂糖の半分ほどのカロリーで、甘みは砂糖よりも強いのが特徴です。

排便力がつく食材と栄養素④ 植物性乳酸菌

味噌や漬物、しょうゆに多く含まれる

乳酸菌は、オリゴ糖とともに腸の中で善玉菌を増やし、腸内環境を整えてくれる

食材で、排便力をつけるためには欠かせません。

乳酸菌には動物の乳《ちち》を栄養にして増殖する「動物性乳酸菌」と、植物に含まれるブドウ糖などを栄養とする「植物性乳酸菌」があります。

動物性乳酸菌を含む代表的な食品は、ヨーグルトやチーズなどの乳製品や、乳酸菌飲料などです。ただし、動物性乳酸菌の多くは、胃液や腸液の中で死滅してしまい、生きたままで腸の奥まで届くことは難しいことが知られています。

一方、植物性乳酸菌は、乳酸菌のなかでも特に生命力が強く、酸やアルカリ、温度変化にも強いため、胃や腸で死滅することなく、生きたまま腸に届きます。そして、腸で乳酸を放出して腸内環境を弱酸性にすることで、善玉菌を増やしてくれるのです。

この植物性乳酸菌を多く含むのは、発酵食品であるキムチや味噌《みそ》が代表例ですが、ほかにも漬物（特に多いのはしば漬け、野沢菜、すぐき）、しょうゆ、日本酒など、植物が原料となった発酵食に、数多く存在しています（なお、植物性乳酸菌とは、東京農業大学の岡田早苗教授によるネーミングです）。

伝統的な和食が根づいていた昭和初期までの日本では、食品を通じて植物性乳酸菌を摂る機会が多くありました。しかし、1960年代からは日本の食事が欧米化し、これにともなって摂取量は減っています。便秘のかたはぜひ、植物性乳酸菌を含む食品を積極的に摂っていただきたいものです。

65歳以上の便秘に有効という研究結果

植物性乳酸菌の摂取量には上限がありませんが、先に挙げたように、味噌や漬物などの塩辛い発酵食品に多く含まれるため、高血圧や腎臓に病気があるなど、塩分を控える必要があるかたは要注意です。そういったときには、植物性乳酸菌が入った飲料（ラブレ菌含有飲料）などを上手に使うようにしましょう。

以前、慢性便秘症の患者さんに、京都の漬物である「すぐき」からとったラブレ菌を含む飲料を使って、自覚症状に対する効果を調査したことがあります。このときは軽症から中等症までの38人の女性に、130ミリリットルの飲料を1日1回、

8週間摂取してもらい、摂取前と摂取後の自覚症状（排便回数や性状、腹部の症状）と、服用している下剤の使用量や回数について変化を追いました。この結果、摂取前と比較して摂取後の下剤の服用量は1日あたり1・6回から1・4回に減り、下剤の総使用量も減って、自覚症状も改善しました。

その後、新たな調査として44人を対象に同じ飲料を4週間摂取してもらい、気分（意識＝脳）への効果を検討したところ、35人の人が「摂取前よりも気分がよくなった」と回答しました。また、別の調査では65歳以上の高齢者の便秘にも効果が認められています。下剤使用回数が摂取前の平均2・1回から1・6回へと減り、下剤の使用量（酸化マグネシウム製剤服用回数）に関しても、1日あたり2・9錠から2・3錠へと低下しました。また、腹部膨満感の解消や便が軟らかくなるなどの改善が認められています。

いずれも、植物性乳酸菌によって腸や脳によい影響が起こった可能性を示唆しており、今後、植物性乳酸菌の脳や心理面への影響を、さらに研究していく予定です。

排便力がつく食材と栄養素⑤　マグネシウム

便を軟らかくする働きで便秘薬の材料にも

排便力をつけるために、これまで挙げた食材のほかにも、栄養素としてお勧めしたいものがありますので紹介していきます。まずは、マグネシウムです。

「水分をしっかり摂る」の項でもご紹介したように、マグネシウムはミネラルの一種で、腸管の働きをよくする作用があることで知られています。豆腐を作る際に使われる凝固剤《ぎょうこざい》の「にがり」が便秘によいといわれるのも、にがりがマグネシウムを多く含むことが理由です。また、市販名「ミルマグ液®（エムジーファーマ）」、「スラーリア®（ロート製薬）」などの酸化マグネシウム系の塩類下剤は、こうしたマグネシウムの働きを利用した薬です。

食べ物などによって口から摂取されたマグネシウムの25～60パーセントは、主に小腸で吸収されます。そのときに吸収されなかったマグネシウムは、次に大腸で豊富に水分を吸って便を軟らかくしてくれる働きがあります。

さらにマグネシウムは、体温や血圧を調節する、筋肉の緊張をゆるめる、細胞のエネルギー消費を助けるなど、体の代謝（体内での物質の処理）に不可欠なミネラルです。

マグネシウムは食事から摂るのが基本です。マグネシウムの豊富な食材にはコンブやホウレンソウ、ヒジキ、玄米、納豆、カキ（貝類）、カツオなどがあります（121ページ表参照）。昭和初期までの日本食にはこうした食品が多く使われており、マグネシウムが不足することはありませんでした。しかし、現在では推奨量（18歳～69歳の男性で1日あたり340～370ミリグラム、女性で270～290ミリグラム）を下回り、必要摂取量を満たさない不足ミネラルになっています。

一方でマグネシウムは、甘いものの食べすぎや運動などによる発汗、ストレスなどで消費されやすくなります。マグネシウムが豊富な食材を1日最低1品食べるようにしましょう。

排便力がつく食材と栄養素⑥　ビタミンC

便秘の大敵「ストレス」で大量に消費される栄養素

美容と健康のカギを握る栄養素として知られるビタミンCですが、実は腸にとってもよい働きをします。

ビタミンCは化学名を「アスコルビン酸」といいます。このアスコルビン酸は腸内に入ると乳酸菌のエサとなり、これによって腸内の善玉菌が増え、腸内環境を良好に保ちます。また、ビタミンCが腸内で分解して発生するガスは、腸のぜん動運動を活発にします。また、硬い便を軟らかくする作用も知られています。

ビタミンCには、体内の酸化（老化などの原因となる現象）を防ぐ抗酸化作用もあります。ビタミンCは水に溶けやすい性質があるため、体の60パーセントを占める水分中をはじめとし、さまざまな場で抗酸化作用を発揮します。

マグネシウムを多く含む食品

食品名	100g中に含まれる量(mg)
ヒジキ(干)	620
焼ノリ	300
きな粉(全粒大豆)	240
コンブ(塩コンブ)	190
玄米	110
ワカメ(生)	110
アサリ(生)	100

食品名	100g中に含まれる量(mg)
納豆	100
落花生	100
カキ(貝類)	74
カツオ(春獲り生)	42
ホウレンソウ(ゆで)	40
干し柿	26
サツマイモ	25

ビタミン C を多く含む食品

食品名	100g中に含まれる量(mg)
グアバ(生)	220
赤ピーマン	170
芽キャベツ	160
パセリ	120
ブロッコリー	120

食品名	100g中に含まれる量(mg)
ニガウリ(ゴーヤ)	76
キウイフルーツ	69
イチゴ	62
レモン(果汁、生)	50
アセロラ(10%果汁入り)	120

また、体内に侵入したウイルスを攻撃する血液中の成分である白血球を助ける働きをして、自らもウイルスと闘い、がんを抑制する効果も注目されています。ビタミンCには、インターフェロンという抗がん物質の生成を促進する働きもあるといわれているのです。

一方で、ビタミンCはストレスによって大量に消費されます。人間の体はストレスにさらされると、それに対抗するために体を活動方向へ導く交感神経が優位になります。具体的には、アドレナリンを分泌して、血圧を上げ、血中の糖分を増やすなどして戦闘態勢に入ります。このアドレナリンの生成には大量のビタミンCが必要となるためです。

便秘に悩む人の背景には、なんらかのストレスがあることが多いものです。つまり、便秘の人の体内ではビタミンCが大量に消費されている、もしくは必要とされている状態ですから、しっかりビタミンCを摂ることが大切です。

ビタミンCは摂りすぎても体外に排出されるので、特に許容量は決められていません。果物や野菜に多く含まれているので、121ページの表を参考に、ぜひ毎日の食事に取り入れてください。また、水に溶けやすいので、調理する場合はなるべく手早くすませましょう。

料理からの摂取が難しい場合は、サプリメントが手軽です。薬局でビタミンC配合のサプリメントや、アスコルビン酸の錠剤、粉末などが市販されています。

排便力がつく食材と栄養素⑦　グルタミン

大腸を動かすためのエネルギー源

グルタミンは、あまり耳慣れない栄養素かもしれません。しかし、グルタミンは、小腸の粘膜を修復したり、粘膜の細胞の働きを高めて吸収を促したり、リンパ球の最大の栄養分となったりという具合に、小腸の免疫機構には欠かせない栄養素です。グルタミンがなければ小腸の働きは維持できませんし、私たちの体を病原菌や異物から守ることができなくなります。そのため、体の毒素を排出したり、毎日のようにできるがん細胞をやっつけることができず、病気に打ち勝つことができなくなってしまうでしょう。

また、グルタミンは大腸を動かすためのエネルギー源としても使われます。大腸を動かす最大の物質は、食物繊維が腸内細菌によって分解されるときにできる酪酸ですが、次がこのグルタミンなのです。酪酸やグルタミンは大腸の粘膜上皮が円滑に働くエネルギー源となり、そのバリア機能を増強します。

グルタミンは体内で合成されます。しかし、欠食状態が続いたり、カゼを引いたり、ストレスにさらされたりという事態が発生すると、大量に消費されます。これは、小腸の免疫機構が働こうとしてグルタミンが使われるからです。体内のグルタミン不足は大腸のエネルギー不足にもつながりますから、ふだんから意識して摂りたい重要な栄養素です。

私のクリニックに慢性胃炎の治療で通院しているフランス人男性がいました。その人に「カゼを引いて食欲が落ちたとき、フランスではどうするのですか?」と聞いたところ、「良質なタルタルステーキ」、つまり生の肉を摂るという答えが返ってきました。日本では昔から卵酒がよいといわれていますが、これらはいずれもグルタミンを多く含む食品であり、「免疫機能を高めるための先人の知恵」といえるでしょう。

グルタミンを多く含む食品は、生魚や牛肉、生卵などのたんぱく質が豊富な食材です。1日の摂取量については、まだはっきりとした指針ができていませんが、良質のたんぱく質を含む食品を意識して摂ると、グルタミンも自然に補給できるでしょう。

なお、グルタミンはうま味成分として知られる「グルタミン酸」とは別物です。両者とも同じアミノ酸ではありますが、構造式が違い、体内ではグルタミン酸をもとにグルタミンが合成されます。グルタミンの合成に時間がかかることもあり、できるだけグルタミンそのものが含まれている食品やサプリメントから摂取したほうが効率がよいのです。

ペパーミント

消化器にたまったガスを排出させる

ペパーミントの和名はハッカ（薄荷）といい、漢方の世界では古くから胃を整える健胃剤《けんいざい》として用いられてきました。古代エジプトでも胃薬として使われ、食べるほかにも葉を体に貼《は》っていたそうです。有効成分はメントールで、消化器に対する効果では腸内にたまったガスを排出させる働きや腸管のけいれんをおさえる作用があります。

また、ペパーミントには、発汗作用もあります。メントールには血管を拡張する作用があるため、血液の循環を促し、冷えの解消にも有効です。冷えがあると血行が悪くなり、自律神経のバランスも悪化して腸の働きが低下します。ペパーミントを意識して摂ることで体も温まり、便秘対策につながります。

「毒出しジュース」の作り方

● 材料（約500ミリリットル分）

・ペパーミントのティーバッグ　1個
・レモンの絞り汁　大さじ1
・ショウガすり下ろし　1かけ分
（またはチューブ　1〜2センチ分）
・オリゴ糖　適量

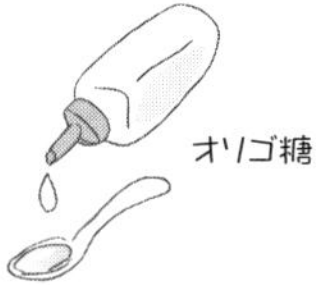

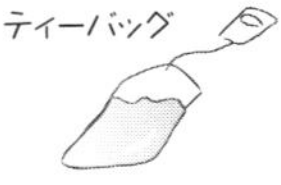

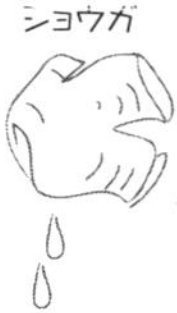

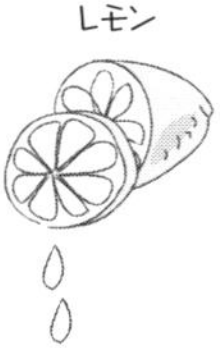

● 作り方

①約500ミリリットルの湯にペパーミントのティーバッグを入れ、ミントティーを作る。
②ショウガ、レモン、オリゴ糖を加えてかき混ぜればできあがり。

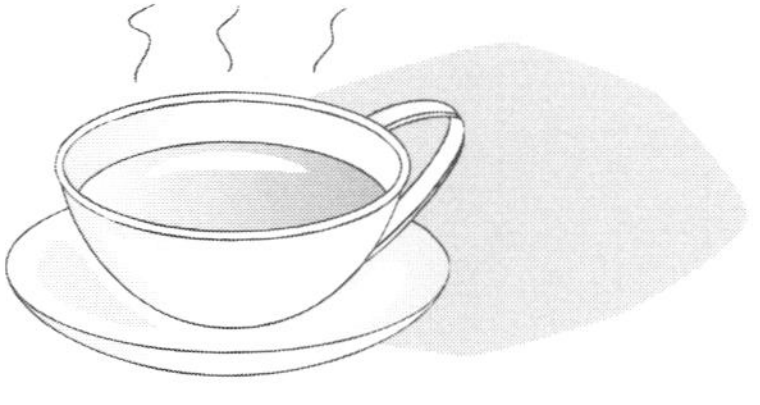

※材料は好みで増減しても構わない。
※にがりを１〜２滴加えると、腸を動かす効果が大きくなる。
※冷蔵庫保存で、２日程度を目安に飲みきる。

ペパーミントを簡単に摂取できる方法としては、「ペパーミントティー」がお勧めです。漢方薬の防風通聖散《ぼうふうつうしょうさん》の配合を参考に私が考えたもので、「毒出しジュース」の名前で健康雑誌やテレビなどに取り上げられたこともあります（作り方は前ページ参照）。

ショウガにはペパーミントと同様に、胃や腸の働きをよくする効果があります。さらにショウガには体を温める作用が強く、血液の循環を促すほか、水分の代謝も助けます。便秘の中でも特に冷えが強い人に効果的といえるでしょう。軽い便秘の人では、この毒出しジュースだけで症状が改善するケースも珍しくありません。

また、毒出しジュースは新陳代謝（体内での新旧の入れ替わり）を非常に活発にするので、むくみなどがすみやかに解消され、ダイエット効果を得られたというかたもたくさんいます。中高年になると代謝が低下してくるため、同じ量を食べていても、太りやすくなります。肥満はメタボリックシンドロームや生活習慣病の引き金になるので、毒出しジュースをうまく活用してください。

ペパーミントを料理に利用する場合は、生の葉を使うとよいでしょう。サラダに加えたり、チーズなどと合わせたりしてもおいしく食べられます。ハーブをミキサーで細かくしてペーストにしてオリーブオイルと混ぜ、ソースやお菓子などに利用してもよいでしょう。

なお市販されているミントは、ペパーミントとスペアミントの大きく2つに分けられます。このうちメントールを多く含むのはペパーミントですので、選ぶ際は注意しましょう。

「腸内リセットプログラム」で排便力をつける

1週間の食事療法で腸をよみがえらせる

これまで紹介した排便力が身につく食材を利用して、自宅で「腸内リセット」を行ってみましょう。腸内リセットは、私が患者さんに勧めるようになってから、すでに10年以上になる便秘のセルフケアで、1週間の食事療法で腸の機能をよみがえらせるプログラムです。

腸内リセットは、たまっている便を下剤で排せつさせ、腸を空っぽにすることからスタートします。「リセット」という名が表すように、便がたまったり、疲れきったりした腸をまっさらな状態（クリーン・コロン）に戻し、そこから腸を元気にする食材を段階的に摂り、補給する方法です。

この方法を思いついたきっかけは、大腸内視鏡の検査中のことでした。先述したように、大腸内視鏡の検査をするときには、くまなく大腸を観察するために、下剤の一種である「腸管洗浄液」を服用し、腸の便を出してもらいます。

私の施設ではこのあと、さらに腸に残った便を取り除くために肛門から器具を入れて、微温湯（ぬるま湯）で大腸の洗浄を行います。すると、検査のあと、患者さんから「排便状態が以前に比べて飛躍的によくなった」「便秘がよくなった」という感想をたびたびいただくようになりました。

そして、こうした腸が良好な状態は大腸内視鏡検査のあと、1週間くらい続くことがわかりました。そこで、この1週間で、腸にとってプラスになる栄養を与えた

腸内リセットプログラムの流れ

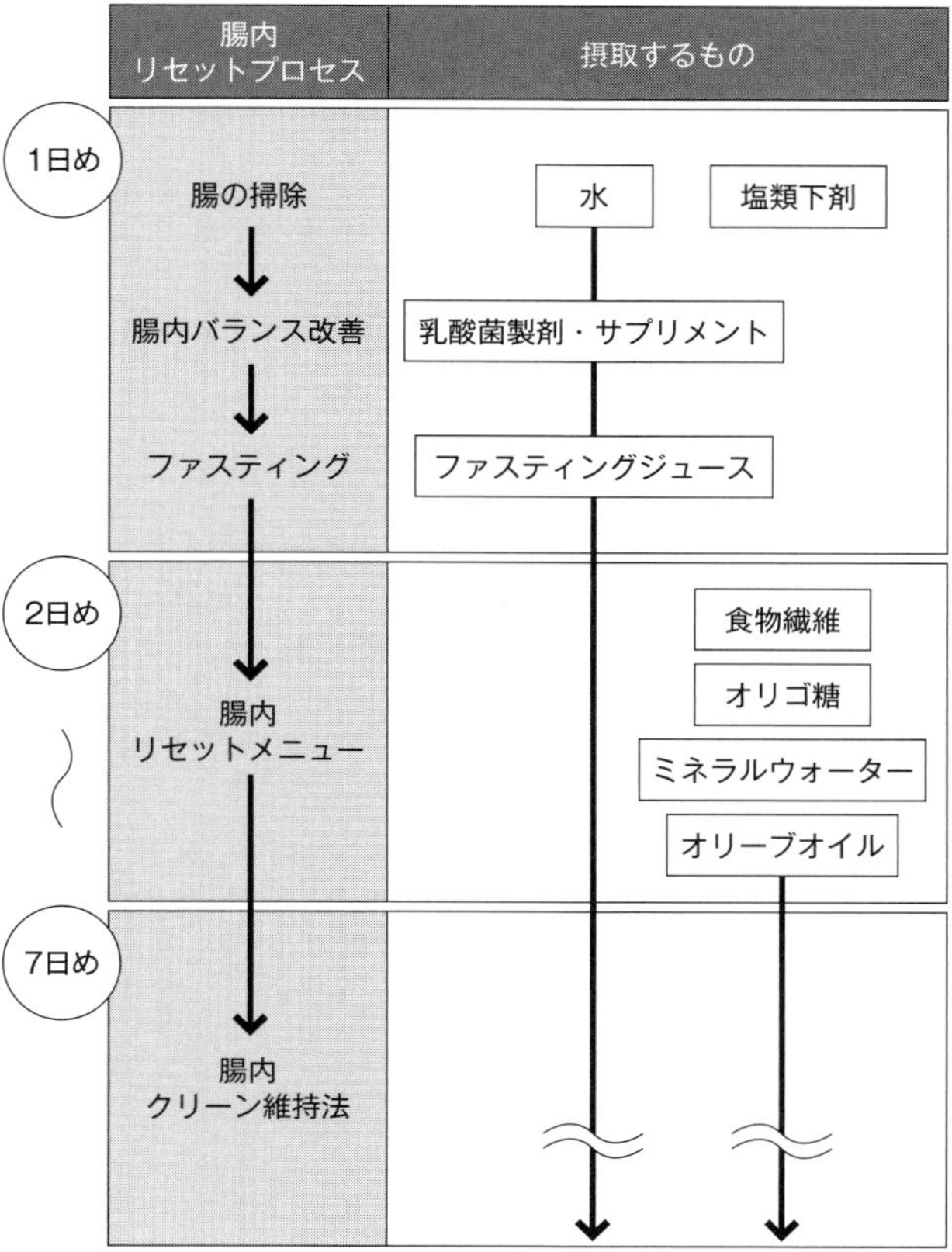

り、腸を動かす食材を集中的に摂ったりするとよいのではないか、という考えに至ったのです。

これを希望する患者さんに実施してもらったところ、よい結果が得られるかたが多数現れたり、「薬なしでも便が出るようになった」などの声が寄せられたりするようになりました。

ただし、腸内リセットでは、一度だけではありますが塩類下剤を使うことと、1日めに軽いファスティング（断食）、その後、3日めまでは通常よりかなり食事量を少なくするというプログラムですので、ある程度、時間や気持ちに余裕のあるときに行うようにしてください。

また、この療法が向くのは、下剤をほとんど服用していない、比較的軽度の便秘の人です。下剤をたえず服用している中等症以上のかたは、5章で説明する下剤減量プログラムに組み込む形で、腸内リセットを実施してください。

腸内リセット1日め　腸の中を下剤でクリーンにする

①塩類下剤を服用する

腸内リセットの初日は、たまっていた便を下剤で出しきるところからスタートします。

ただし、ここで使う下剤はアントラキノン系の下剤ではなく、副作用の心配や体への負担が少ない塩類下剤（78ページ参照）です。硫酸《りゅうさん》マグネシウムや酸化マグネシウムが主成分の下剤で、便のもととなる腸内の内容物の浸透圧を高めて水分の吸収をおさえ、液状にして排せつを促します。市販のものでは「スラーリア®」や「ミルマグ液®」などがあります。

これらの下剤を空腹時に服用し、服用後は多めの水（1～2リットル）を摂ります。これによって約1～2時間後に便意が起こって排便が促されます。

②便が出きったら乳酸菌製剤を飲む

便がすべて出きったと感じたら、次に乳酸菌製剤を摂取します。ここでは乳酸菌飲料やヨーグルトといった食品ではなく、錠剤や粉末、カプセルなどに入った、いわゆるサプリメントの形状のものを摂ります。腸内に届きやすい植物性乳酸菌であれば理想的で、私が勧めているのは「植物性乳酸菌ラブレカプセル（カゴメ株式会社。通信販売で入手可。カゴメ健康直送便 ☎ ０１２０-７１９-８９９）」です。

摂取量は説明書に書かれている服用量の範囲内で、多めに服用してください。１日に１～２包と書かれていたら、２包飲むといった具合です。

③ファスティングジュースを飲む

乳酸菌製剤を飲んで約５時間たったところで、次に腸の働きを高める「ファスティングジュース」を飲みます。私が考案したファスティングジュースは２種類あり、いずれもオリゴ糖やオリーブオイル、野菜や果物、豆乳などがたっぷり含まれています（作り方は次ページ参照）。

「ファスティングジュース」の作り方

1.ヨーグルトバナナジュース

● **材料（1杯分）**

・バナナ　2分の1本
・豆乳（無調整）　100ミリリットル
・プレーンヨーグルト　100g
・ハチミツ　大さじ1

● **作り方**

①ハチミツ以外の材料をミキサーにかける。
②ハチミツを加えてかき混ぜればできあがり。

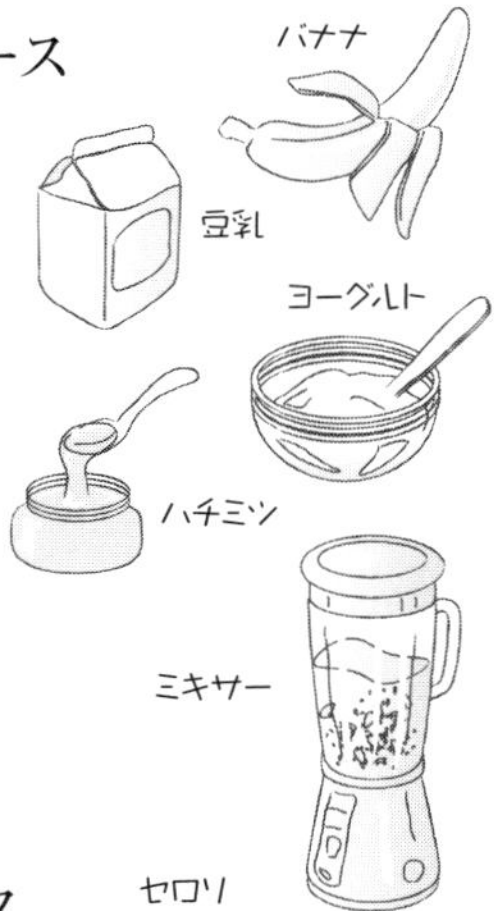

2.フレッシュ野菜ジュース

● **材料（1杯分）**

・バナナ、セロリ、ニンジン　各2分の1本
・リンゴ　2分の1個
・オリーブオイル　大さじ1

● **作り方**

①オリーブオイル以外の材料をミキサーにかける。
②オリーブオイルを入れてかき混ぜればできあがり。

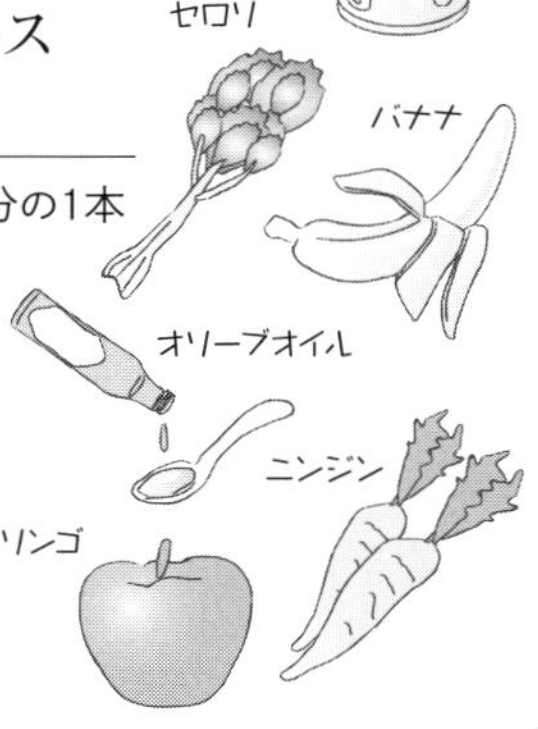

ジュースを摂取してもらう目的は、②の乳酸菌製剤と同様に、腸の環境をよい方向に向かわせるための成分が、たくさん含有されているからです。

1日めはこのジュースを1杯飲むだけにとどめ、ほかには何も食べません。

便秘の人の腸は働きが悪く、健康な人に比べ、食べ物の消化・吸収に負担がかかっている状態です。腸内細菌のうち、悪玉菌も多くなっているので、便の解毒や排せつにも時間がかかります。

そこで、負担を少しでも減らすために摂取する食べ物の量を最低限にして、腸を休ませてあげることが大切なのです。休息を与えることで腸の粘膜細胞がよみがえり、腸の働きが高まります。

なお、固形物はジュース以外は基本的にNGですが、水やお茶による水分摂取はOKです。むしろ、水は1日1・5～2リットルを目安に、積極的に摂るようにしましょう。毒出しジュース（127ページ）もお勧めです。

また、どうしてもおなかが減ってしまったら、ジュースをもう1杯飲むという具合に追加し、それでも空腹感が満たされないようでしたら、ゼリーやコンニャクなど、水溶性食物繊維が多い食べ物を食べてください。水溶性食物繊維は体の中の水分を吸収するので、おなかの中で膨らみ、そのぶん、満足感が得られやすいのです。

なお、ファスティングジュースは1日分を前もって下ごしらえをしておくことをお勧めします。手作りが難しい人は市販の野菜ジュースを利用してもけっこうです。私が患者さんにお勧めしているのは、食物繊維とオリゴ糖が最初から含まれているタイプなどです。

腸内リセット2〜7日め　食事療法を徹底する

腸内リセット2日めからは、リセットした腸を健康に維持するための食事療法を開始します。具体的には、本章の前半で「排便力がつく食材と栄養素」として紹介した水、食物繊維、オリーブオイル、マグネシウム、乳酸菌製剤（植物性乳酸菌）、オリゴ糖などを毎日摂取します。これらの食品が含まれていれば、基本的には何を

2日め以降に摂取する食品量の目標・目安

必ず摂取するもの

水分	1日当たり1.5〜2ℓ	
乳酸菌製剤	規定量の範囲内	製品ごとに含有量が異なるため、規定の範囲内で多めに摂る。 例:「1日2〜3粒を目安」なら1日3粒
食物繊維	・2〜4日め:15g ・5〜6日め:15〜20g ・7日め以降:25g以上	不溶性食物繊維と水溶性食物繊維の割合が2:1になるように。不溶性食物繊維ばかりを摂りすぎないように注意
オリーブオイル	1日当たり15〜30mℓ	大さじ1〜2
オリゴ糖	1日当たり3〜5g	ファスティングジュースで摂取

摂るのが望ましいもの

マグネシウム	1日当たり 500〜1000mg	コンブ、ホウレンソウ、ヒジキ、納豆、カツオ、ゴマ、サツマイモなどを最低一品取り入れる
ビタミンC	1日当たり1〜2g	
グルタミン	魚、肉、たまごなどたんぱく質を多く含む食品を最低一品取り入れる。40℃以上の熱を加えると変性するため、刺身など生に近い形で摂取するのがよい	

食べてもかまいません。

また、排便力をつけるための食材を効率よく摂取するため、1日めに飲んだファスティングジュースは、1日1杯以上、必ず飲むようにしてください。

軽い断食を終えたあとです。いきなりたくさんの食事を摂ると腸がびっくりしてしまうので、最初は通常よりも少ない食事量から始め、食物繊維も2～4日めまでは15グラム程度、5～6日めが15～20グラム程度、という具合に段階的に増やしていきます。7日めからは、通常の摂取目安である25グラム以上を目標にします。

7日間の腸内リセット療法が終わったあとは、自然のお通じがよみがえっているはずです。最初は1日何回も便が出てとまどう人もいますが、それは腸がまっさらになり、よみがえった証拠です。

腸内リセットが終わったあとの食事療法

1週間の腸内リセットプログラムを終えたあとは、2～7日めで行っていた食事プログラムを基本に、排便力をつける食材を摂り続けることをお勧めします。これは、腸内リセットで1週間かけて作ったクリーン・コロン（きれいな腸）を維持し、排便力のさらなる向上を促すためです。

こうした維持のための食事療法は、下剤依存症の患者さんにも欠かせません。病院での薬物治療や、カウンセリングと並行してやっていただく基本の食事療法となります。このため、私はこれを「腸内クリーン維持法」とも呼んでいます。

ただ、繰り返しになりますが、この方法は下剤を常用している人、便意の消失している人には、短期間では効果が期待できませんので、お勧めできません。

腸内クリーン維持法を続けることは、患者さんにとってとても根気がいることです。しかし、排便力を身につけ、便秘と決別するために何よりも有効な「治療法」です。食事療法は長い目で見れば、薬と同じ、もしくはそれ以上の効果をもたらしてくれるでしょう。

PART4

排便力をつけて便秘を治す「補助療法」

——運動、マッサージほか——

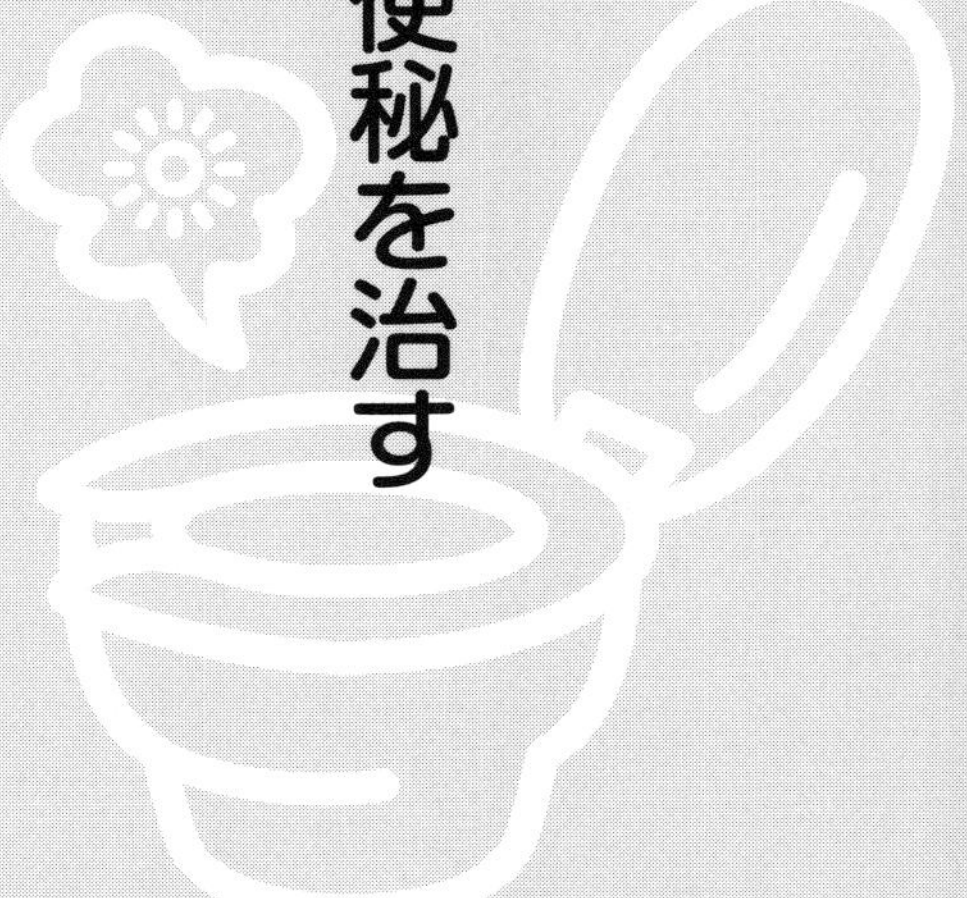

排便力をアップさせるための補助療法

前章では、排便力をつけるための基本となる食事についてお話をしました。本章では、食事療法と合わせて行ってほしい「補助療法」、つまり簡単に実践できる運動やマッサージ、生活におけるコツなどを紹介していきます。いずれも医学的に根拠があり、私が患者さんに実際に勧めているものばかりです。

例えば、運動などで体を動かしているときは、腸も比較的活発に動きます。歩いているときの体をレントゲンで撮影（注腸造影《ちゅうちょうぞうえい》）すると、腸が動いているのがわかるそうです。体を動かすことで、こうした大腸の働きがさらによくなり、ぜん動運動も促されます。また、運動は全身の代謝（体内での物質の処理）をアップし、自律神経（鼓動や体温など意志と無関係に体の働きを調整する神経）のバランスを整える効果もあります。

このほか、マッサージなどで腸を直接刺激する方法や、ストレスを緩和するリラクゼーション、アロマテラピーなどの薬効成分による効果を利用する方法などがあります。いろいろな側面から排便力にアプローチしていますので、このなかから好みのものを選び、食事と合わせて長く続けてください。

排便力がつく補助療法① 運動

腸の働きをよくする「ウォーキング」

排便力をアップさせるための運動は、ハードなものである必要はありません。私はストレッチ、ウォーキング、水泳や水中ウォーキング、ヨガなどを勧めていますが、このうち、年齢や性別に関係なく、どなたにでも勧められるのがウォーキングです。

ウォーキングが腸によい理由は、いくつかあります。まず、運動の刺激によって腸の動きがよくなること、2つめは血液の循環をよくしたり、汗をかいたりすることから、新陳代謝（体内での新旧の入れ替わり）を促すこと、3つめは適度な運動によるリラックス効果によって副交感神経（体を安静の方向に導く自律神経）が優位になり、腸の働きが高まることなどです。また、排便力をつけるためには腹筋と背筋が重要ですが、ウォーキングは全身を使うので、これらの部位の刺激、維持にも役立ちます。

さらに、こうした運動はリラックスして行うことで、より効果的になります。何も考えずにのんびりと歩いているととても気分がよくなりますが、それが腸にもよい働きをもたらします。

大腸の病気が少ない地中海地域では、「そぞろ歩き」という習慣があります。地中海地域では家事や仕事から解放される午後3時ごろから夕方にかけて、軽い食事やおやつを食べながら、家族や友人、恋人と気の向くままに散歩する時間を楽しむ習慣があるのです。

ウォーキングは1日30分前後、軽く汗をかく程度のスピードで行うようにしましょう。時間帯はいつでもかまいません。忙しくて時間がない人は、最寄りの駅までバスを使わずに歩いたり、昼休みを利用して歩いたり、仕事帰りにウインドウショッピングをしながら歩いたりという方法があります。また、暑い夏の間は、夜間のウォーキングもよいでしょう（安全にはじゅうぶんに留意してください）。ただし、水分不足は体にも便秘にもよくありませんので、水分をじゅうぶんに摂りながら歩くようにしましょう。

また、雨などで外に出られない日は、家のなかで「その場足踏み」をしたり、階段で踏み台昇降をしたりといった方法で、運動をすることも可能です。踏み台昇降は、高さ20センチ程度、両足が余裕をもって乗るくらいの台を昇ったり降りたりするだけの簡単なエクササイズです。ジムに行ったり、特別な器具を用意したりしなくても、運動はじゅうぶんにできるのです。

いきみに欠かせない腹直筋を鍛える「腹筋運動」

排便をするときは、下腹部《かふくぶ》に力を入れていきみます。こうしていきむと腹圧がかかって腸が刺激され、排便が促されるのです。このときに最も使うのが腹筋で、なかでもおなかの中央を縦に走る「腹直筋《ふくちょくきん》」の力が重要です。

腹直筋をはじめとした腹筋は運動不足や加齢によって衰えることが明らかです。また、女性は男性に比べてもともとの筋肉量が少ないので、日ごろから鍛えておくとよいでしょう。腹筋を鍛えると、腸のぜん動運動も起こりやすくなります。

また、腹筋を鍛えると、ウエストが引き締まります。腹筋は上半身を支える重要な筋肉群のひとつですから、この部分を鍛えることで、ひざ痛や腰痛の予防対策にもなります。

腹筋運動は部屋でできる手軽な運動です。排便力アップのためには筋力トレーニングのような運動は必要ありません。リラックスした状態で「ゆっくり、じっくり」行いましょう。

それほど長い時間は必要ではありませんが、なかなか時間が取りにくいという人は、朝起きたときや就寝前、布団の中で行うようにすると、習慣にもしやすくなります。

ぜん動運動を起こしやすくする「腹筋運動」

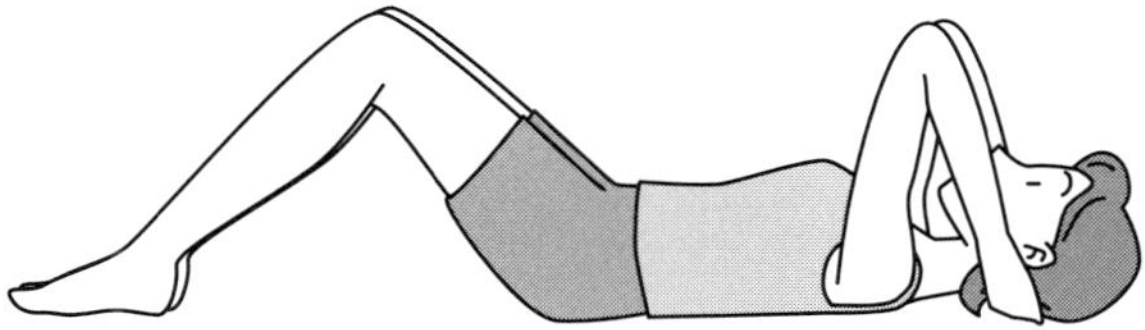

①あおむけになり、頭のうしろで手を組む。ひざはゆるく立てる。

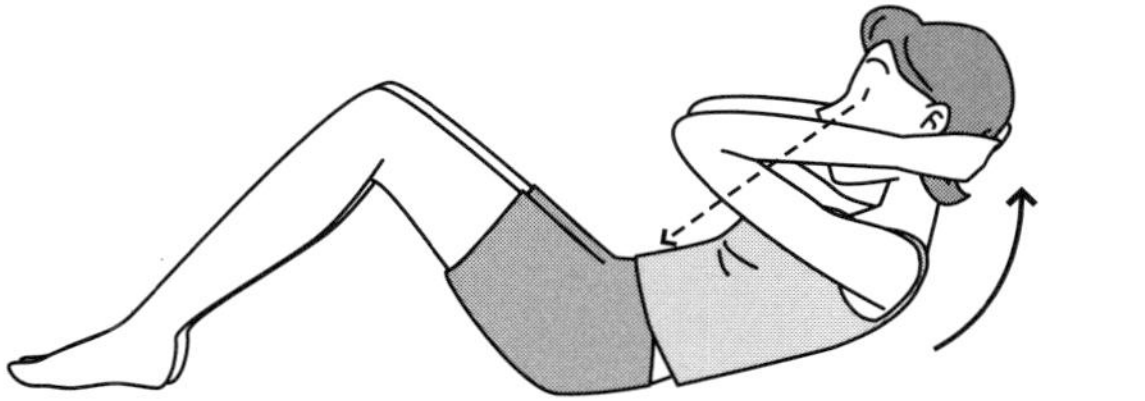

②おへそが見えるまでゆっくりと頭を起こし、おなかに力を入れた状態で10秒維持する。
③ゆっくりと頭を倒し、①の姿勢に戻る。

※頭を上げるのがきつい場合は、無理のない位置まででもOK。腰痛などがある場合は主治医に相談のうえ、実施するようにする。
※目標として、1日10回を目指したいが、きつい場合は10回以下でもかまわないので、毎日続けることを目指す。

排便力がつく補助療法②　マッサージ

ガスを抜いて腸の働きを外から助ける

重症の便秘や下剤依存症の人は夕方になると腸にガスがたまり、おなかが苦しくなってくることがよくあります。この張りを解消する方法に「腸のマッサージ」があります。

大腸内視鏡検査の際は、内視鏡が腸の中を進みやすくするために大腸に空気を送り込みます。そうすると腸内が膨らみ、ガスがたまっているのと同じような状態になります。検査後はこの空気を抜くために、右半身が下になるように体を動かしてもらいます。こうするとガスが抜けやすくなるのです。これを応用して体の外側から腸の動きを助け、腸内にたまったガスを抜きやすくするのが、次ページで紹介する腸のマッサージです。

腸の働きを助けてガスを抜く「マッサージ」①

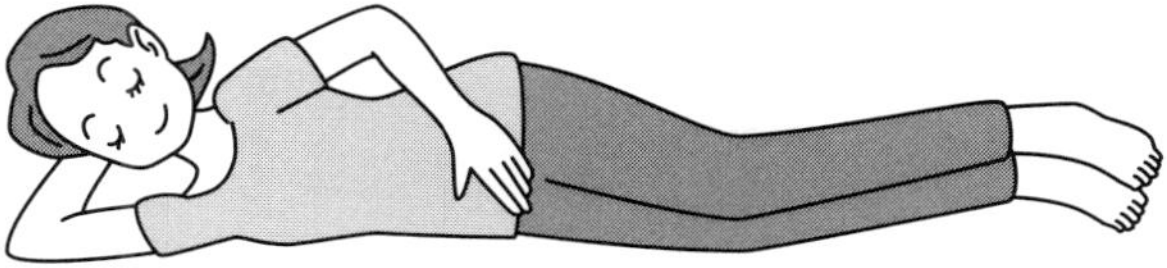

①右半身を下にした姿勢で横になる。右腕は頭の下に置くとよい。

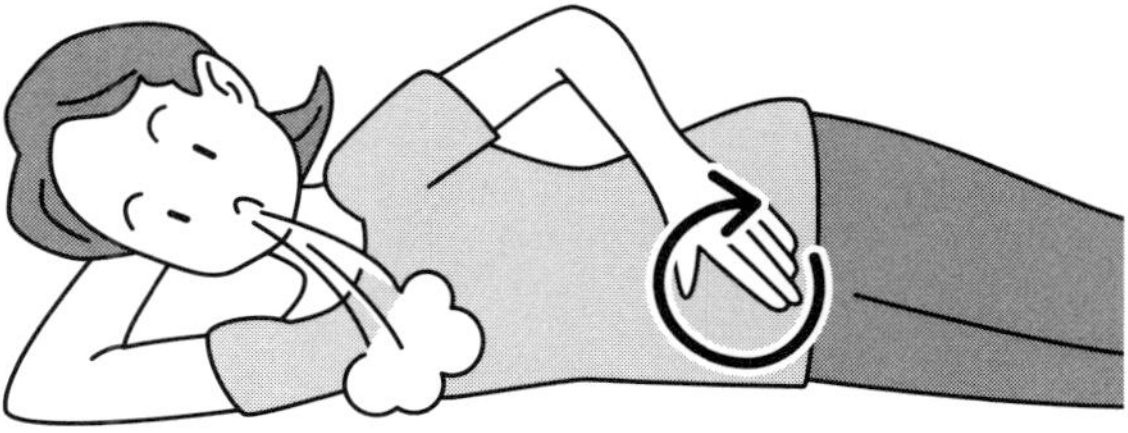

②左手全体を胃の少し下に当て、時計回りに円を描くようにマッサージをする。リラックスした状態で、深呼吸しながら手のひらでこするように行う。これを5～10分程度続ける。

腸の働きを助けてガスを抜くマッサージ②

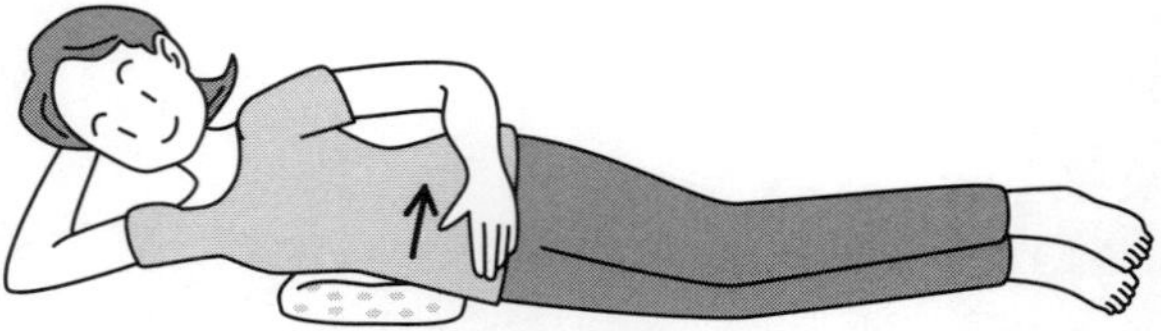

①右わき腹に枕を当てて横になり、右腕は頭の下に置く。左手で、右わき腹の下部を持ち上げながら、横行結腸を刺激するイメージで1分間マッサージする。

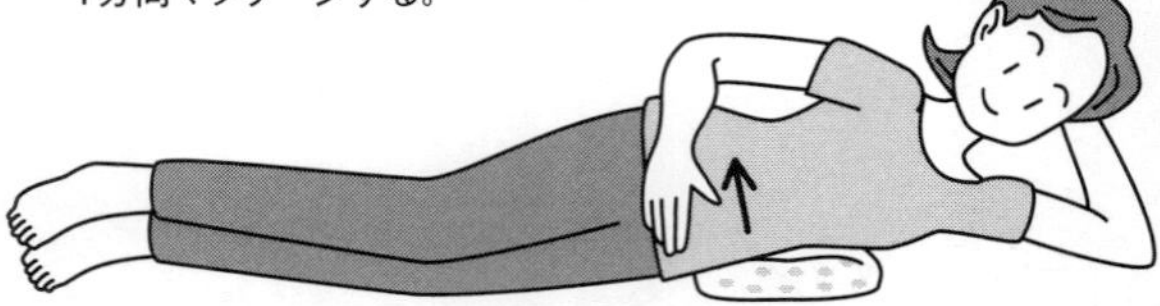

②今度は左わき腹に枕を当てて横になり、右手で腸を刺激する。右手で左わき腹の下部を持ち上げながら、S状結腸を刺激するイメージで1分間マッサージする。

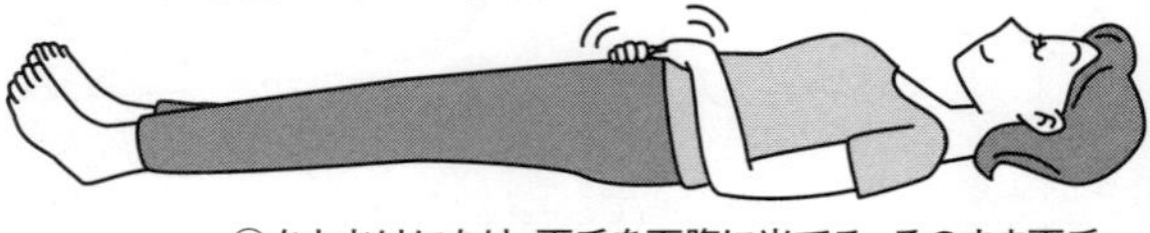

③あおむけになり、両手を下腹に当てる。そのまま両手で下腹部を1分間さする。

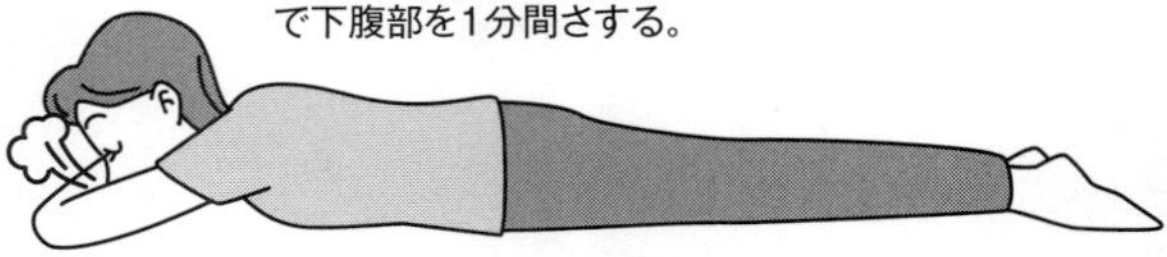

④うつぶせになり、ゆっくりと1分間深呼吸をする。おなかまでしっかり息を吸い込むと直腸が刺激される。

ただし、いずれのマッサージも強く圧迫したり、便を出そうといきんだりしないこと。あくまでも軽くおなかをなでる感じで行います。また、すぐに効果が得られるわけではないので、できるだけ習慣化して続けるようにしましょう。

体を温め腸管運動も活発にする「腸もみ入浴」

排便力を高めるために「体を冷やさない」「温める」ことは重要な要素です。最近ではシャワーだけで入浴を済ませてしまう人も多いようですが、湯ぶねに浸《つ》かって入浴すると、体が芯から温まります。体温が上昇すると、腸管の運動も活発になります。シャワーだけで入浴を済ませている人は、「湯ぶねに浸かって入浴する」習慣を身につけましょう。

なお、熱いお湯に入ると、交感神経が優位になってしまうため、腸にとっては好ましくありません。そのため、ふだんの入浴も「熱いお湯に短め」よりも、「ぬるいお湯に長め」を心がけてください。

体を温めて腸を動かす「腸もみ入浴」

湯ぶねにぬるめのお湯（38度前後）をはり、みぞおちから下だけ浸かる半身浴をしながら、「腸もみ」をする。1カ所を2～3回もみながら移動し、2～3周行う。週に1～2回行うと効果的。

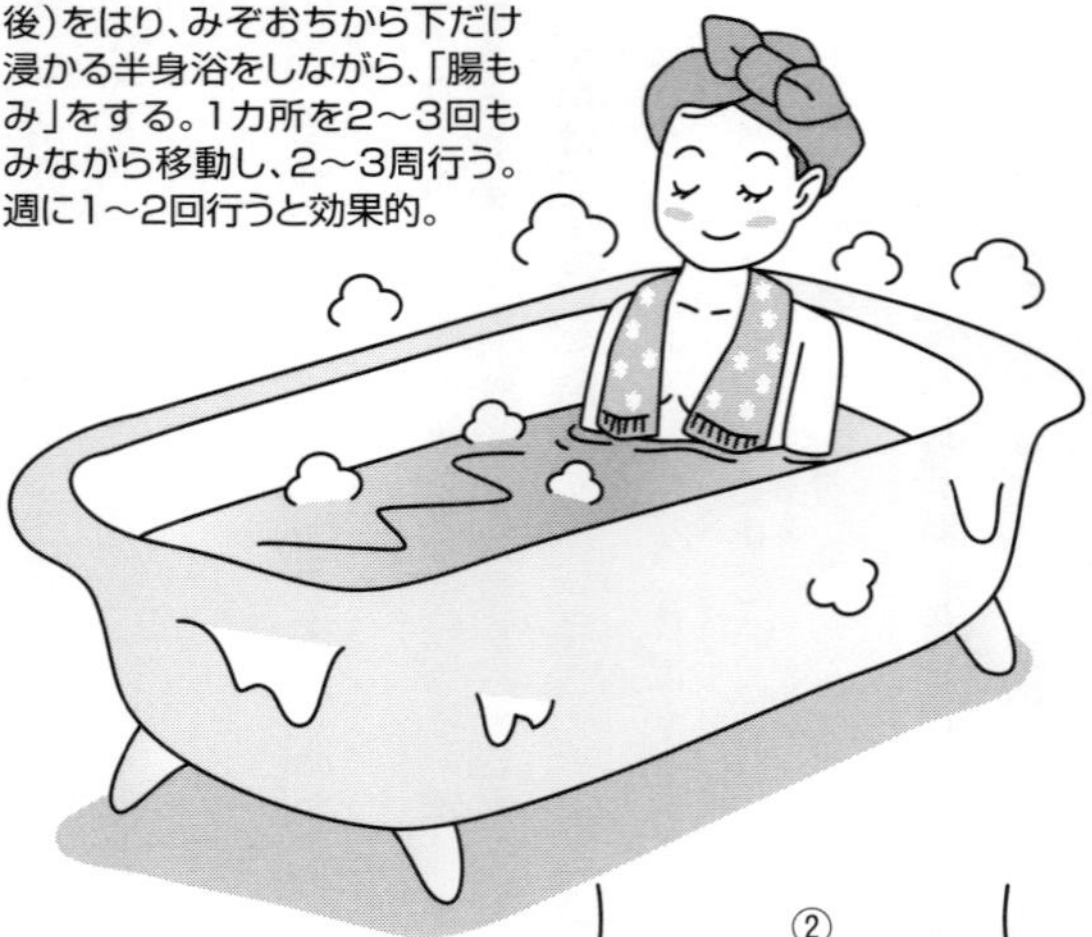

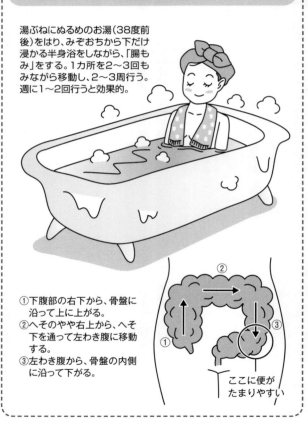

①下腹部の右下から、骨盤に沿って上に上がる。
②へそのやや右上から、へそ下を通って左わき腹に移動する。
③左わき腹から、骨盤の内側に沿って下がる。

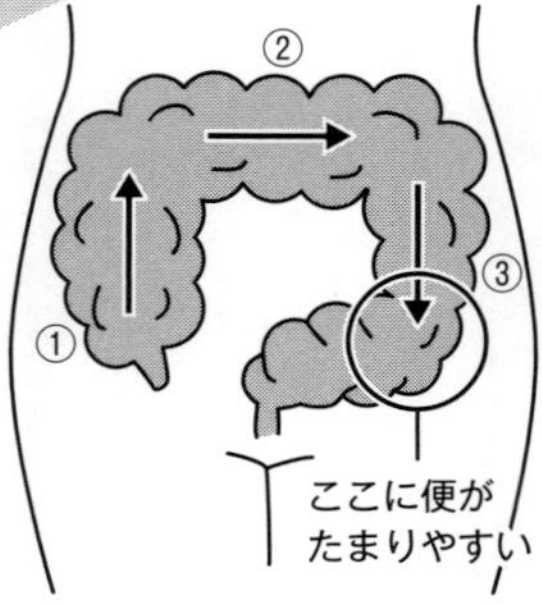

加えて、週に1～2回ほど「腸もみ入浴」をしてみてください。「腸もみ入浴」は、前項で紹介した腸のマッサージを応用し、半身浴（みぞおちから下だけを湯に浸ける入浴法）中に行うことで効果を高めたものです。38度程度のぬるめのお湯で、30分ほどの時間をかけてじっくりと行います。詳しい方法は、前ページのイラストを参照してください。

なお、湯ぶねにペパーミント（ハッカ）が配合された入浴剤を加えると、おなかのガスの排出にも効果的です。

排便力がつく補助療法③　その他の補助療法

温熱効果と薬理成分で腸を刺激する「ミント温湿布」

開腹《かいふく》手術のあとは腸の働きが悪くなり、排便障害が一時的に起こりやすくなります。こうした患者さんに対して、看護の現場ではハッカ油入りのお湯に浸けたタオ

「ミント温湿布」の方法

● 用意するもの

・沸騰させた湯　2リットル
・ハッカ油　1滴（ペパーミントの精油2〜3滴でも代用可）
・フェイスタオル
・大きめのタオル
・ビニール袋

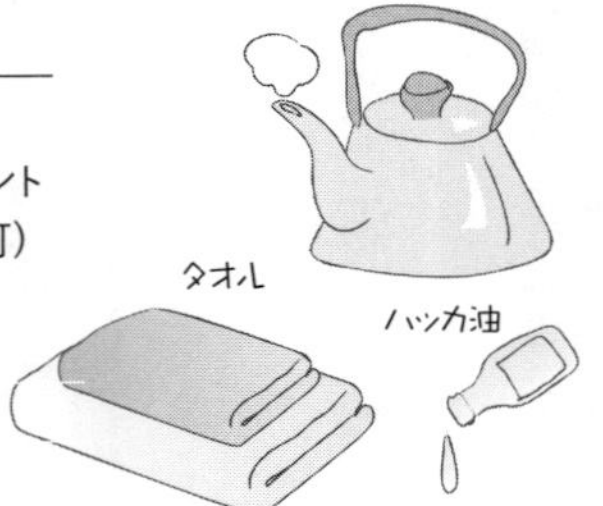

● 方法

①湯の中にハッカ油を垂らし、よく混ぜる。
②3つ折りにしたフェイスタオルを①に浸け、ゆるめに絞ってビニール袋で包み込む。
③さらに乾いた大きめのタオルでくるみ、腰に当てる。

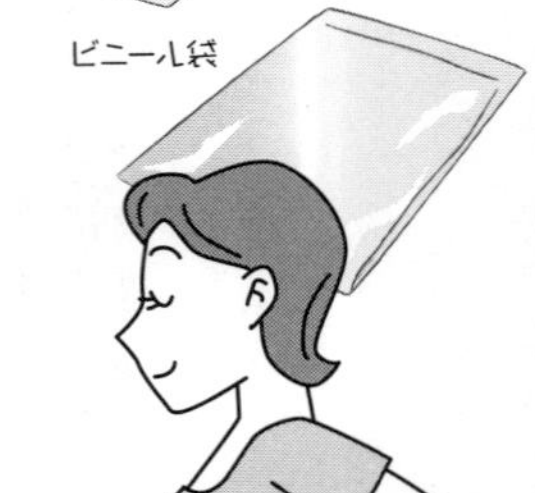

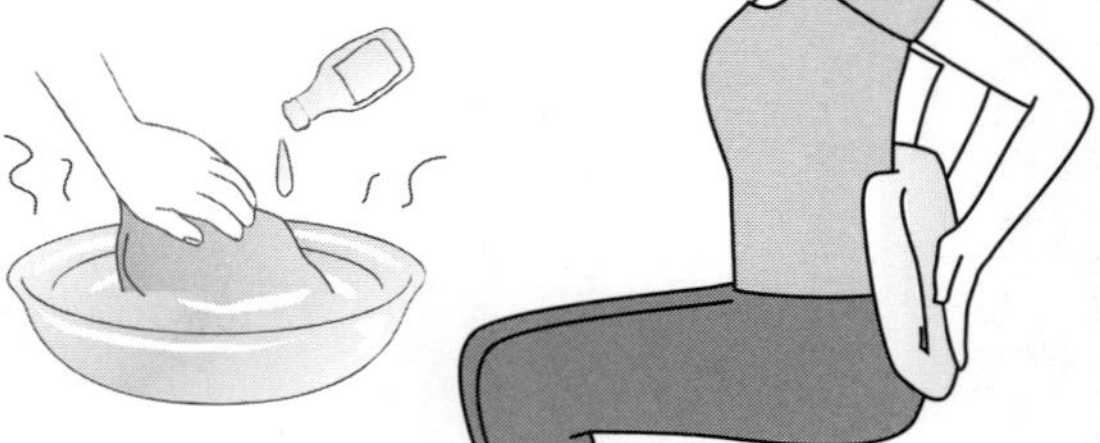

※また、さらにバスタオルや毛布を使い、腰背部からおなか全体に包み込むと、まんべんなく温まる。

ルを貼付《ちょうふ》する方法（メンタ湿布《しっぷ》）を昔から行っていました。メンタ湿布の名称は、ペパーミントの「メントール」という成分名からきたものでしょう。

メントールなどのペパーミント系の薬理成分は、肌を通して体内に入ります。ペパーミントには、126ページで紹介したように、ガスを排出させる作用をはじめ、胃の働きをよくする作用など胃腸によい影響を及ぼします。

さらに、このミントの温湿布は腸神経や骨盤の神経が集中している腰や背中に当てます。この温熱刺激で、腸の神経が刺激され、さらに腸が動きやすくなるという相乗効果もあるのです。また、ただミント湯を含んだだけのお湯よりも、保温効果が長持ちすることが実験でわかっています。

ストレス対策に有効なリラクゼーション

排便とストレスは切っても切り離せない状態にあります。重症の便秘や下剤依存症の人たちの多くに便意の消失がみられます。便意の消失の背景には「仕事や家庭のストレス」「環境上、トイレに行きづらいというストレス」、さらに「便秘が悪化して排便できないストレス」など、さまざまなストレスが関与している人たちがたくさんいます。

また、便排出の最終段階である「直腸反射」では、腸に入った便の刺激が骨盤内臓神経を伝わって脳に行き、便意が起こります。ところが、強いストレスや不安、恐怖などがあると、交感神経が優位になって腸の動きが抑制され、排便障害となって表れるのです。

このように、排便には自律神経が大きくかかわっています。リラックスしているときに優位になる副交感神経を活性化させることは、排便力をアップさせる意味でも非常に重要なのです。そこで、日ごろからストレスに対するコントロールが大切になってきます。

睡眠をしっかり取る、趣味を楽しむ、自分なりのストレス発散法を持つなど、日常生活でできるだけ心身をリフレッシュさせながら、以下に紹介するリラクゼーション法を併用すると、より効果がアップします。

自分自身を催眠状態に置く「自律訓練法」

まずは、精神療法の一種である「自律訓練法」をご紹介したいと思います。

自律訓練法は、くずれてしまった自律神経のバランスを回復させる治療法のひとつで、１９３２年に、ドイツの精神科医であるシュルツ博士によって体系化されました。

シュルツ博士は、催眠に誘導された人がしばしば腕や足に重たさや温かさを感じるという事実から、その感覚を自己暗示によって生じさせ、催眠状態を作ることを考えました。つまり、みずから催眠状態に導くことで、リラクゼーションの状況を作り、これによって乱れた自律神経のバランスを整えようという療法です。その後、自律神経の問題によって起こる不調やうつ病の治療にも応用され、その効果が広く認められています。

シュルツ博士の自律訓練法は第１から第７公式まであり、トータルで行うと時間がかかります。まずは取り入れやすくするため、本書では第１、第２公式の方法を

「自律訓練法」の方法

● 準備

①ベッドなどであお向けに横になるか、イスに深く腰かけ、リラックスした姿勢をとる。
②ゆったりとした姿勢で深呼吸をくり返し、気持ちを落ち着ける。
③軽く目を閉じて「気持ちが落ち着いている」と心の中で数回となえる。じゅうぶんに気持ちが落ち着いたら、第1公式に入る。

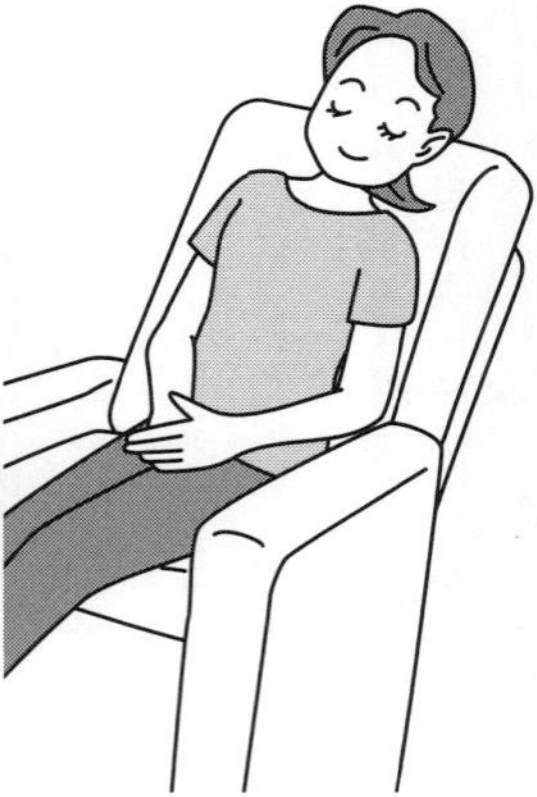

● 方法

第1公式　手足の重さを感じる

①右手に意識を向け、「右手が重たい」と数回となえる。
②同様に、「左手が重たい」「右足が重たい」「左足が重たい」と続ける。その都度、数回となえ、重さが感じられたら、次の部位に移ること。

第2公式　手足の温かさを感じる

①右手に意識を向け、「右手が温かい」と数回となえる。
②同様に、「左手が温かい」「右足が温かい」「左足が温かい」と続ける。その都度、数回となえ、温かさが感じられたら、次の部位に移ること。

ご紹介します。前ページに示した方法をもとに、1日2~3回くり返してみましょう。呼吸が深くなり、リラックスした状態に心身を導くことができます。

幸福感で副交感神経を優位にする「思い出し法」

自分が若かったころ、幼いころの映画を観たり音楽を聴いたりしたことがスイッチとなり、その時代の楽しかったことなどが鮮明に思い出され、幸福感に満たされたといった経験はないでしょうか。

楽しいことや幸せなことを考えると、脳の大脳辺縁系《へんえんけい》にある感情システムが活性化し、ドーパミンという快感物質が分泌されます。これを応用した方法が「思い出し法」です。

楽しかったころを懐かしみ、幸福感に満たされると心身がリラックスモードに入り、副交感神経が優位になります。その結果、自律神経のバランスが整って腸の働きがよくなるのです。

以前、私は5人の男性に目を閉じた状態で14〜15歳ころの楽しかったことを思い出してもらったところ、数分以内にほとんどの人で心拍数の低下が確認されました。少人数の実験ではありましたが、思い出し法によるリラックス効果が確認されたのです。

思い出し法を実施するときは、静かな部屋で目を閉じて回想するとよいでしょう。昔の写真を見てから思い出深い音楽を聴くなどすると、より思い出しやすくなります。また、私が監修した本『楽しみながら脳を活性化！　昭和「思い出し」クイズ』（光文社知恵の森文庫）は、クイズ形式で楽しく「思い出し法」が実践できますので、参考にしてみてください。

芳香成分で胃腸の働きをよくする「アロマテラピー」

アロマテラピーは、植物の芳香《ほうこう》物質に含まれる薬効成分を抽出した精油（エッセンシャルオイル）を鼻や皮膚から取り入れ、さまざまな病気を治す方法です。精油のなかには胃や腸の働きをよくして便秘を解消させる働きがあります。

前述したペパーミントはその代表ですが、ほかにも腸の働きを促す香りに「シナモン」「オレンジスイート」「ジンジャー」「タイム」「ラベンダー」「ローズマリー」「バジル」などがあります。これらのなかから、好みの香りを選んで使ってみましょう。

アロマテラピーを行うには複数の方法があります。アロマポット（蒸気といっしょに香りの成分を広げるアロマ器材）を使って精油を拡散させると、部屋全体にいい香りが漂います。また、湯ぶねに2～3滴の精油を入れたアロマバスに浸かれば、全身の皮膚から有効成分が吸収されます。希釈《きしやく》オイルと混ぜてマッサージオイルとして使うのもよいでしょう。

ただし、精油は体に吸収されるものですから、品質のよいものを選ぶようにしてください。また、妊娠中や抱えている持病によっては避けるべき精油もあります。アロマテラピーの専門店で相談のうえ、アドバイスを受けながら購入するのが安全です。

脳と腸をリラックスさせる「音楽療法」

なかなか心の緊張がとけないという人は、音楽療法をお勧めします。音楽には心はもちろん、腸をリラックスさせる効果があるのです。特によいのがスローテンポの曲です。人間が本能的に心地よいと感じるのは、「１００拍／分」よりもややゆっくりの、「60拍／分」前後の音楽であることがわかっています。

私は音楽を趣味にしていることもあって、排便と音楽のかかわりについて興味を持ち続けてきました。こうした背景があり、あるテレビ番組で、「排便をすっきり短く済ませる」というテーマで実験をする機会がありました。

番組では、ジャズのスタンダードナンバーで「ミスティ」というスローテンポの曲を、被験者にヘッドフォンで聴いてもらいながら、心拍数測定用のモニターを使い、心拍数がどう変化するかを時間を追って観察しました。すると、1分間で平均65前後だった心拍数が次第に低下し、55前後にまで減ることが確認できました。被験者のかたたちにインタビューしたところ、「音楽を聴いているときは、ゆったりとした気分になった」「胃腸の働きが活発になるのがなんとなく感じられた」という感想が返ってきました。

心拍数が低下するということは、副交感神経が優位になったことを意味します。つまり、心身がリラックスし、胃や腸の働きがよくなるということです。そのため私のクリニックの待合室でも、BGMとしてスローテンポの曲をよくかけています。

排便の際には、自宅のトイレにCDラジカセを置いたり、携帯式の音楽プレーヤーなどを利用したりして、好きな曲を聴くようにするといいでしょう。

なお、ロックなど激しい曲調の音楽は交感神経を優位にさせ、かえってリラックスから遠くなってしまいます。ゆっくりとした曲、穏やかな曲を選ぶようにしましょう。

PART5

薬に頼らない体を作る「下剤減量プログラム」

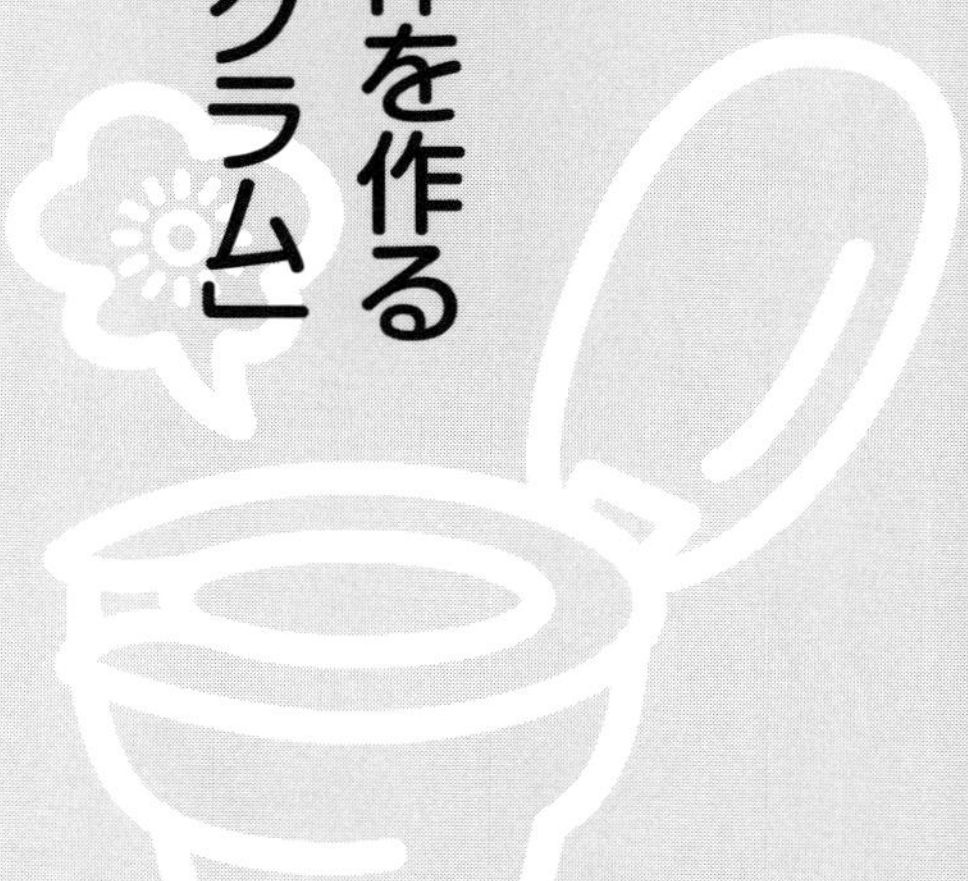

便秘治療は腸のリハビリテーション

この章では、便秘や下剤依存症を治す「下剤減量プログラム」について、その方法を紹介していきたいと思います。

私は便秘治療をリハビリテーションと考えています。便秘は腸の機能が障害されている状態であり、失われた機能を取り戻すための訓練を行うことが便秘治療の本質です（多くの医師は、排便さえあればよい、としか考えていないようですが）。

また、リハビリテーションでは、リハビリの目標をきちんと定めながら、その成果を定期的に確認して、目標の達成を目指すことが重要です。

まずは54ページのセルフチェックで自分の便秘がどのくらいのレベルかを確認しましょう。軽い便秘の人は、4章までの内容で排便力が戻るはずです。

そのうえで、重症便秘と診断された人、あるいは便秘で薬に頼ることが多い人は、ぜひ、168～169ページの「下剤依存症チェックリスト」で、あなたの下剤の依存度を調べてみてください。

軽症の下剤依存症であれば、175ページからの「下剤減量プログラム 軽症編」で改善の方向へ持っていくことができます。また、中等症以上の人は医師の指導が必要となりますが、徐々に薬を減らしていくことは可能です。あきらめないで、少しずつ排便力を取り戻していきましょう。

プログラム開始前の準備

まずは以下に紹介する「リハビリ前の準備」を行ってください。これは、軽症から重症の人まで、すべての人に共通して行ってほしいことです。

準備① 自分が使っている便秘薬の中身をチェックする

自分がいつも使っている下剤がどのタイプなのかを確認しましょう。特に重要なのは、「大腸メラノーシス」(大腸に起こる色素沈着)の副作用の可能性があるアントラキノン系下剤かどうかということです。説明書や箱に記載されている配合成分

中等症

質問項目	チェック欄
① 常用量の2～3倍の下剤を、毎日1年以上服用している	□
② 常用量以内の下剤を2～3種類、連日服用している	□
③ 下剤を服用しないと排便が不可能で、腹部膨満感も増す	□
④ 自然な便意はまったく感じない	□
⑤ 玄米やイモ類などの不溶性食物繊維を多く摂ると、腹部膨満感が増し、ひどいときには胸焼けなども起こる	□

重症

質問項目	チェック欄
① 常用量の5～10倍以上の下剤を連日1年以上服用している	□
② 常用量の2～3倍の下剤を2種類以上、連日服用している	□
③ 腹部膨満感が強く、たえず気になる	□
④ 夕方になると、ファスナーが上がらなくなるほど腹部膨満感が増し、食事が摂れないほどの胸焼けの症状が表れる	□
⑤ 不安が強いので、多くの下剤を服用してしまう	□
⑥ 自然な便意はまったく感じない	□

下剤依存症チェックリスト

あなたの下剤依存度をチェックしてみましょう。軽症、中等症、重症の主な項目を挙げました。当てはまる項目はありますか？　項目①と②が特に重要ですので、①と②が当てはまったところが、あなたの下剤依存症の程度と判断してください。

軽症

質問項目	チェック欄
① 常用量以内の下剤を、連日1年以上服用している	□
② 連日ではないが、1回当たりの服用量が常用量よりも多い	□
③ 下剤を服用しないと排便が不可能	□
④ 通常は自然な便意を感じにくいが、感じることもときにある	□

をしっかりチェックしてください。なかにセンナ（センノシド）、アロエ（アロエベラ、アロイン）、大黄（ダイオウ）が含まれていれば、アントラキノン系の下剤に相当します（ちなみに、腸によいと謳《うた》っているお茶も、センナが含有されているものがほとんどですから注意が必要です）。

この下剤は他の下剤に比べると依存性が高いタイプです。このことを理解したうえで、プログラムを進めていただければと思います。

準備② 下剤の服用回数や量を書き出してみる

下剤を日常的に使用している人は「苦しくなると下剤に手が出る」「毎日習慣のように飲んでいる」という人が多いのですが、自分の服用量を正確に把握している人はほとんどいません。きちんと書き出すと、どれだけ自分が下剤に依存しているかがわかります。

何日に飲んだということはもちろん、例えば1日に5錠飲んでいるとしたら、寝る前、21時に5錠飲んだ、もしくは朝8時に2錠、夜23時に追加で3錠など、その内容も詳しく書きとめます。

準備③ 最近1週間の食事の内容を書き出す

毎日、何をどれくらい食べたかを書き出してみましょう。172〜173ページに、書き込むためのリストを用意しました。このページを拡大コピーするなどして書き込みます。

量はそれほど厳密でなくてもかまいません。ポイントになるのはメニューだけでなく、食材も書きだすことです。3章で紹介した「排便力をアップさせる食材」をどれだけ摂っているのかをチェックしましょう。食事の内容を書き出したあとに、腸の働きをよくする食材を○で囲みます。○の数が少ない場合は、プログラムを進めていくうえで、特に食事の摂り方に注意をするようにするとよいでしょう。

なお、本章で紹介するプログラムは「1日3食きちんと食べる」ことを前提としています。「おなか一杯食べるように」「30品目を摂るように」などと、無理なことをいうつもりはありません。朝食に、バナナとオリゴ糖を加えたヨーグルトを食べ

（このページを拡大コピーしてご使用ください）

力が身につく食材（野菜や果物、乳酸菌が多く含まれているもの、オリーブオイルなど）を○で囲んでチェックしてみてください。

4日目	5日目	6日目	7日目

1週間の食事チェックリスト

食事は、便秘の悪化にも改善にも大きな影響を与えます。あなたの1週間の食事を書き出してみましょう。メニューだけでなく、食材も書き出すこと。その中で、排便

	書き込み例	1日目	2日目	3日目
朝食	・ヨーグルト ・バナナ 1本 ・ワカメスープ			
昼食	・オムライス （鶏肉、タマネギ、卵、トマト、グリーンピース） ・サラダ （レタス、キュウリ）			
夕食	・ご飯 ・カツオのたたき （カツオ、タマネギ） ・がんもどきの煮付 ・たくあん ・みそ汁 （ジャガイモ、タマネギ）			
間食・夜食	・チーズケーキ ・コーラ			

るだけでもいいのです。腸の働きがまったく変わります。朝食抜きなどの欠食ダイエットを行っている人は、3章を参考に、規則正しい食事を心がけましょう。

準備④　下剤を服用しないと排便できないかどうか確認する

準備①〜③を実行したあとに、服用している下剤を一時的にやめてみましょう。薬を飲まないと本当に排便できないかどうか、また、便意が起こらないかどうかをチェックします。便意が少しでもあれば、本書で紹介しているさまざまなセルフケアの効果は、早い時期に得られやすいでしょう。ただし、1日でも下剤を中止するのが不安だという人は、無理をして中止しなくてもけっこうです。

なお、次項からの下剤減量プログラムは、「ふだん飲んでいる下剤を減らす」ためのものですから、プログラムを開始する際は、下剤は通常どおり使ってかまいません。徐々に減量し、最終的には離脱することを目指します。

下剤減量プログラム［軽症編］

市販薬などを用いて自宅で行うプログラム

軽症の人は、下剤の服用量が少し規定量を超している、あるいは規定量以内であっても長期間常習化している状態です。おそらく日常的な腹部膨満感（おなかの張り）などに悩まされているでしょうが、「下剤依存」のレベルまでにはなっていません。このような場合は、市販薬などを用いて、自宅で下剤減量プログラムを実践することが可能です。早めに行うことが重症化させないカギにもなりますので、ぜひトライしてください。

1週め＝腸内リセットプログラムと補助療法を併用

まずは腸をきれいにしたうえで、排便力をつけることを目標にプログラムを実行します。

129ページの要領で1週間の「腸内リセットプログラム」を行いましょう。

また、食事と同様に、4章で紹介した排便力をつける運動やマッサージなどの補助療法を取り入れていきます。

2週め＝「腸内クリーン維持法」の食事療法とシャワーによる肛門刺激

1週間の腸内リセット法を終えた2週めからは、まっさらになった腸を維持するための食事療法「腸内クリーン維持法」を継続していきます。食事療法は便秘治療の基本中の基本です。1日3食をしっかり摂り、欠食ダイエットは行わない、水分やオリーブオイル、食物繊維を積極的に取り入れるなどの食事療法をコツコツと積み上げていけば、排便力は確実に身についていきます。運動などの補助療法も合わせて継続します。

これに加えて、温水洗浄（ウォシュレットやシャワートイレ）による肛門刺激を追加します。シャワー式の水で肛門周囲を刺激する方法ですが、これは便意を促すために有効な方法です。

ただし、やりすぎると肛門の周囲に皮膚炎を起こすことがあります。1回の刺激時間は30〜60秒程度が目安です。回数は、基本的に食事のあと、1日1〜3回くらいにとどめましょう。水圧はメーカーなどによって違うため、各自、調整してもらう形になりますが、痛みを感じるほど刺激することは避けてください。

排便力が戻らない場合は酸化マグネシウムを追加

食事や温水洗浄で排便力が促されない場合は、下剤を追加してみましょう。

この段階では、通常使っているアントラキノン系の下剤を減らしたりやめたりする必要はないのですが、食事療法や補助療法を続けてきたことで、内容物が腸にしっかりたまり、腸内の環境が若干変化しています。それまでアントラキノン系の下剤を使っていた人は、塩類下剤（78ページ参照）と呼ばれるタイプの下剤を試してみてください。商品名は「ミルマグ液®」「スラーリア®」「スイマグ・エース®

（三保製薬研究所）」などで、薬局で購入できます。

塩類下剤の一種である酸化マグネシウムは、腸内で水分を吸収して腸の内容物の容積を増やし、便を軟らかくすることにより、排便を促す薬です。酸化マグネシウムの主成分であるマグネシウムはミネラルの一種であり、ミネラルウォーターや食材にも含有されていることはすでにご説明しました。このマグネシウムを薬にしたのが酸化マグネシウムです。

S状結腸あたりにひとかたまりになった便が多く貯留すると、腸管にふたをすることになり、ガスが抜けづらく、従っておなかが張ってしまいます。酸化マグネシウムはこれを防ぐとともに、おなかにたまったガスを排出し、おなかを楽にしてくれます。

なお、酸化マグネシウムが日本に入ってきたのは、1869（明治2）年と古く、それ以降、日本で長く使用されているので安全性が確立されている薬ですが、腎機能障害がある患者さんはマグネシウムが体内に蓄積しやすくなる危険があるので、服用は避けてください。心当たりのあるかたは、主治医や薬剤師に相談のうえ購入してください。

3週め=下剤を1錠減らしてみる

食事療法と補助療法、さらに温水洗浄による肛門刺激で排便力がついてきたら、次の目標は下剤の減量です。まずは、従来服用していた下剤を1錠減量してみます。

1錠減らしたところで、2週めの食事療法や温水洗浄を継続して様子を見てみましょう。もし、下剤の量を減らしたことで再び便が硬くなったり、排便が困難になったりするようでしたら、元の服用量に戻してもかまいません。そのうえで2週めの食事療法や補助療法、温水洗浄を続け、排便の様子を見ながら、再度1錠減らして様子を見ていきましょう。

薬を一気にやめるのは難しいものですが、1錠から、ダメな場合は戻してもいいと考えると、それほど不安を感じずに下剤を減らしていくことができます。

坐薬を用いた「便意リハビリ」を開始する

減量プログラムが順調に進むと、3週めから下剤の減量ができるようになります。下剤を1錠減らしても排便に問題がない場合は、次の段階に進みます。腸の働きに非常に重要な「便意を取り戻す」ためのリハビリです。

すでに温水洗浄による肛門刺激で便意のリハビリは始まっているのですが、さらにサポートとして、「レシカルボン坐剤《ざざい》」と呼ばれる坐薬を用いて、薬による便意リハビリを進めていきます。

レシカルボン坐剤はドイツで1935年に作られたもので、坐薬の有効成分である炭酸ガスを直腸に送り込んで排便を促す薬です。直腸反射を改善するために、非常に有効な薬といえます。

レシカルボン坐剤が開発されるきっかけとなったのは、ドイツのウィーン・ライナー病院に勤務するカール・グラスナー博士が、1930年代に発表した論文です。

グラスナー博士は、「便意は、便が直腸内に入ってくる際に起こる」と便意の重要性について言及し、さらに、炭酸ガスを発生する坐薬を使用して、炭酸ガスの働きで直腸粘膜に対して直腸反射を起こさせ、排便を促すことを確認しています。グラスナー博士は、便意がないと直腸の手前で便がたまり、おなかのガスが出にくくなることについても触れていました。そこで、炭酸ガスを発生させて直腸反射を促す坐薬が、直腸反射の消失した便秘症の患者に有効であることを提示したのです。

この坐薬が、現在のレシカルボン坐剤の原型となっています。

レシカルボン坐剤に分類される薬には、「新レシカルボン坐剤®」「コーラック坐薬タイプ®(大正製薬)」などがあり、両者とも薬局で市販されています。

この坐薬は、便が肛門に最も近い、S状結腸まで来ているときに入れるのが最も有効な方法です。便がS状結腸にきちんと存在していれば、坐薬によって直腸反射が起こり、「排便」が促されます。

具体的な使い方ですが、朝食の1時間後と寝る2時間前の2回、坐薬を使います。朝と夜の2回が難しければ、どちらか1回でかまいません。いずれも便がS状結腸にたまり、ぜん動運動が起こりやすい時間帯です。

坐薬を挿入して5分間がまんしてから、肛門からいきんでガスを排出させるようにします。このときに排便が起これば出し、便が出ない場合でもガスだけ出せば問題ありません。

このリハビリを続けるうちに、便がたまると便意が起こるようになってきます。下剤依存症も含む便秘の患者さんたちにこの方法を紹介したところ、体験者のおよそ半数が、下剤を服用しなくても便意を感じるようになってきました。

ただし、あとで述べますが、中等症以上の下剤依存の場合は治療効果が出るまでには時間がかかり、自然な便意を取り戻すまでに、短くとも1年から1年半程度かかるのが普通です。コツコツと積み重ねていくことが重要です。

坐薬の便意リハビリは最低3カ月継続する

坐薬を使い始めると徐々に便意が復活してきます。しかし、あせらず、気長にプログラムを続けていきましょう。

便がS状結腸にあれば、食事のあとぜん動運動が起こり、「便を出したい」という感覚が出てきます。毎回でなくともかまいません。例えば、朝食後、週に1回でも2回でも便意がよみがえってくれば、それは「治る兆候」です。朝食後の便意が出現するまでに、6カ月から1年以上かかる人もいるのです。

ただし、ここで坐薬の使用をやめてしまうと、自然の便意を完全に復活させることができません。油断して坐薬を中止すると元に戻ってしまうので、最低でも3カ月程度は坐薬による便意リハビリを継続しましょう。

これを続けるうちに、服用していた下剤はさらに減量できるようになります。便意の感覚を確かめながら、さらに1錠減量、あるいは下剤を服用する期間を空けるなどして、下剤からの離脱を図っていきます。最終的には目標である「下剤なしで自然に排便をする」状態を取り戻すことができるようになります。

ただし、完全に薬を中止するところまではいかなくてもよいのです。アントラキノン系の下剤に頼り切る生活から抜け出ることが何よりも重要です。ときには便秘

自宅で行う「下剤減量プログラム」の基本的な流れ

	食事療法	補助療法	薬剤	アントラキノン系下剤の減量
初日	1週間の「腸内リセットプログラム」	運動やマッサージ		
2週め	「腸内クリーン維持法」 水、乳酸菌製剤、食物繊維、オリーブオイル、オリゴ糖、マグネシウム、ビタミンCなど。腸によい素材を積極的に取り入れる。	シャワートイレによる肛門刺激（1日2～3回）	酸化マグネシウム 食事療法、補助療法で改善が見られない場合に取り入れる。（スラーリア®などの塩類下剤）	通常どおり使用してOK
3～4週め以降			便意を起こす坐薬（新レシカルボン坐剤®などを1日2回）	今まで服用していたアントラキノン系下剤を1錠減らす 食事療法、補助療法、薬剤を利用しつつ様子を見て徐々に減量。

↓

基本的な「排便力」が身につく

「完全に薬物を中止する」ところまではいかなくてもOK。アントラキノン系の下剤に頼り切る生活から抜け出し、調子が悪いときは酸化マグネシウムなどを使いながら、上手に便秘とつき合うことを目指す。

がちになることもあるでしょう。そうしたときは、酸化マグネシウム製剤などを使って排便し、体調を整えていけばいいのです。排便力をつけて、便秘と上手につき合うことを目指しましょう。

なお、こうした方法でもうまくいかなかったり、さらに便秘が悪化してしまったなど、うまくいかないときは、いったんプログラムを中止して、専門医の治療を受けるようにしてください。

下剤減量プログラム［中等症編］

基本的に医療機関での治療と併用する

中等症以上の下剤依存症のかたは、便秘治療を専門におこなっている医療機関や医師にかかりながら、下剤減量プログラムを実行する必要があります。なぜなら、こうした人たちは常用量を超えて下剤を使用している人が多く、それによって腸の働きが非常に悪化している状態だからです。下剤を減量する段階で、排便が困難になることもあり、危険です。

便秘は消化管の異常なので、消化器内科や胃腸科で診察を行っています。また、大腸・肛門科でも便秘の治療を行っています。一方で、便秘外来の診察の仕方、そこでの治療方針は施設や医師によって異なるのも事実です。したがって、ここから紹介する方法は、私がクリニックで患者さんに指導している方法になります。

ちなみに中等症以上の人の場合も、自宅で行うセルフケアとしては軽症の人と変わりません。食事療法、温水洗浄による肛門刺激、運動やマッサージなどの自宅で行うセルフケアや生活習慣の基本は同じです。大きく異なるのは、薬物療法を積極的に取り入れていくことです。

便秘治療で最も重要となる問診

適切な治療を受けるためには、まず、自分の状態を正確に把握し、それを医師に正しく伝えることが大事です。そのためには、本章の冒頭で行ってもらった「プログラム開始前の準備」（167ページ）が役に立ちます。便秘の程度や今使っている下剤の名前、服用量、下剤以外に服用している薬があればきちんと伝えましょう。

また、毎日の食事の回数や時間、よく食べているものを医師に伝えます。外食の頻度《ひんど》やファーストフードの食事の頻度を聞かれたら、率直に答えましょう。愛用している健康食品やサプリメントの内容、ダイエットの経験や、偏食の有無も、医師にとっては重要な情報です。

さらにこれまでの病歴についても聞かれます。腸管の癒着が、ひどい便秘の原因になっていることがあり、特に腹部の手術を受けたことがあるかどうかは重要なポイントです。

薬物治療を積極的に取り入れる

中等症の人は、アントラキノン系下剤の連用によって起こる「大腸メラノーシス」を抱えているケースが多く、これが原因で腸管の働きが障害されています。軽症便秘に比べ、さらに便は硬く、ガスもよりたまりやすいため、午後になるとおなかの張りが強くなってきます。その結果、たまったガスが胃を圧迫して食事が摂れなくなってしまう人もいるほどです。ですから、焦らず、軽症の人以上に少しずつ下剤を減量していく方法を取ります。

中等症では、マグネシウム製剤を最初から使います。1日あたり2グラムを服用してもらい、これで丸一日排便がない場合に、従来服用していた下剤を使ってもよいとします。

この薬物治療を続けるうちに、次第に便が軟らかくなっていきます。この段階から、これまで使用してきたアントラキノン系下剤をまずは10パーセント減、これでうまくいったら次に20パーセント減という具合に、50パーセント（半量）をめどに減量していきます。ただし、減量すると「便が硬くなる」「排便が困難になる」という事態が起こるときは、元の量に戻してもかまわないというルールを決めておきます。また、下剤の減量がうまくいかない場合は、マグネシウム製剤に追加して化学合成系の下剤（ピコスルファートナトリウム製剤という結腸刺激性下剤。比較的副作用が少ない）を服用してもらいます。

3～6カ月で常用量までの減量が可能

これまでの私の経験では、酸化マグネシウム製剤や化学合成系の下剤の追加により、アントラキノン系下剤の減量が成功するケースがほとんどです。初回の治療から3～6カ月で常用量まで減量できるか、または離脱が可能になってきます。

一方、下剤の減量ができるようになったら坐薬をスタートしてください。しかし、中等症以上のかたの場合、便意の回復には少々、時間がかかります。個人差はありますが、治療開始から6カ月から1年くらいたってようやく便意が戻る兆しが見える人が多いように感じます。それまでは根気強く、食事や温水洗浄などとともに、坐薬をしっかり続けてもらいます。

患者さんのなかには、「効果がなかなか得られない。坐薬をやめたい」という人もいます。しかし、ここがまんのしどころです。医療機関にかかるほどこじれた便秘の場合、そうなるまでに何年も経過しているケースがほとんどです。治すときも、やはり長い時間がかかります。つまり、ケガのリハビリを行うように、少しずつ腸本来の動きを取り戻す必要があるのです。

下剤減量プログラム［重症編］

摂食障害を起こしているかどうかで治療が変わる

最後に、最も重い下剤依存症の治療について紹介します。

重症の下剤依存症の人は、大きく2つのタイプに分類されます。

ひとつは「おなかが張る」「排便がうまくいかない」という理由から、苦しさのあまり下剤の服用量がどんどん増加してしまったケースです。このなかには「ポッコリと出たおなかはみっともない」という意識をもっている人も含まれます。また、「排便がないと不安だ」という気持ちから、服用量が増えてしまったケースもあります。

もうひとつは、摂食障害を合併しているケースです。摂食障害は、極端な食事制限（拒食症）や過度な量の食事の摂取（過食症）により、健康にさまざまな問題が引き起こされる心の病気のひとつです。

後者の摂食障害を起こしているケースのほうが、より治療に困難をともないます。一方で、根気強く治療を続ければ、必ず光が見えてくるというのも事実なのです。以下、参考までに、当院での治療の流れをご紹介しておきます。

摂食障害をともなわないケースの治療

治療の基本は、中等症の場合と同じです。食事療法を行いながら酸化マグネシウム製剤や化学合成系の下剤、坐薬などを併用し、従来服用していた下剤を減量していきます。ただし、重症から最重症の患者さんは腸の働きが非常に悪く、ちょっと便やガスがたまっただけで腹部膨満感が表れやすいため、中等症の場合よりもさらにゆっくりと、1カ月あたり2〜5錠程度の減量を目標に減らしていきます。

実は、下剤減量プログラムを外来で取り入れ始めたばかりのころ、私はもっと速いペースで下剤の減量を行っていました。ところが、患者さんから「下剤を減らすと、翌日排便ができなかったらと、とても不安になる」という訴えが多くあり、これを改めたのです。長年、下剤に頼っている患者さんにとって、薬を減らすことに対する不安はこちらの想像以上に大きいのだと治療で実感しています。不安感があると、医師と患者さんの信頼関係はゆらぎ、薬のコンプライアンス（服薬順守）も悪くなります。つまり、治療がスムーズにいきません。そこで現在は、ゆっくりと減量をしていくことを心がけると同時に、減量したときに排便のつらさを感じないように、また、腹部膨満感等の症状が出現しないように、薬の量を患者さんの自覚症状に合わせて調整するように心がけています。

また、便秘の症状が強く、胸焼けや吐き気、腹部の膨満感などで食事が摂れず、体力が低下している場合などは入院治療を勧めることもあります。

印象に残っている例では、アントラキノン系下剤を最高1日80錠服用していた女性が、約2年かけて1日10錠まで減量できました。その後、半年かけてさらに減量し、現在では離脱に成功しています。

摂食障害をともなうケースの治療

摂食障害は、食べることが楽しいと感じられなくなってしまう精神的な病気のひとつです。圧倒的に女性に多く、大きく分けると拒食症と過食症があります。

拒食症の場合、食べ物を受けつけなくなって、体重がどんどん落ちていきます。栄養不良から無月経、骨がもろくなる、脳の障害など、体にさまざまな異変が起きます。

過食症は、拒食症とは反対に、限度なく食べてしまうものをいいます。しかし、食べることに罪悪感があるので、指を入れて食べたものを吐くことをくり返します。嘔吐《おうと》の回数が増えると食道に潰瘍《かいよう》ができたり、胃酸によって歯が溶けやすくなったりします。

下剤依存症の人も、拒食症に比べると過食症の人が多いようです。便秘がつらいのはもちろんですが、「食べたものを出してしまいたい」というメンタル面での問題があって、必要以上の量の下剤を飲んだり、食事ごとに下剤を服用したりしてしまうのです。拒食と過食をくり返す人も少なくありません。

摂食障害は、やせ願望やダイエットが引き金とよくいわれますが、根底には親子関係の問題や仕事のストレスなどもあるとされます。なお、思春期に多い病気である一方で、専門家によれば近年、高齢者にも増えているという指摘があります。

摂食障害をともなう場合、まず、摂食障害そのものの治療を受けていただく必要があります。食事の改善も、このケースでは行えません。食事自体のコントロールが難しいので、腸内リセットや、排便力をつける食材の摂取も、してもらうことができないのです。

特に拒食症タイプの人は、胃や腸の働きが極端に悪くなっています。消化の必要な固形物をほんの少し摂取しただけでもおなかが張ってしまうのです。また、体重が30キロ前後にまで低下しているケースも珍しくありません。すでに電解質（血液中の塩類）異常を起こしていることもあり、命にかかわることもあるので、慎重に対処する必要があるのです。

そこで、このような患者さんには心療内科などの専門医を紹介し、必要に応じて入院治療をしながら摂食障害の治療を進めます。腸に直接栄養を補給する経管栄養剤（「エンシュア・リキッド®」など）による栄養補給を行ってもらうことになります。入院が不要な人でも、抗不安薬や抗うつ剤などを中心にした薬物治療を、心理療法や行動療法とともに行います。

治療が進み、心理面のケアを受けると、心身ともに回復していきます。症状が落ち着いたところで、便秘の治療を開始します。

栄養補給をしながら便秘の治療を継続

摂食障害がある人の場合、まずは薬による治療が優先されます。

具体的には、マグネシウム製剤を1日あたり2グラム服用してもらって便を軟らかくしていきます。下剤の減量は本人の納得が得られた場合にのみ行います。逆に増やしたいという希望があれば増量をするという具合にして、全体としては少しずつ減らしていけるように進めます。

長期で見ても減量がうまくいかない場合は、中等症のときの治療と同様に、化学合成系の下剤を使います。

また、便意回復のために、レシカルボン坐剤を使ってもらいます。同時に温水洗浄による肛門への刺激や運動、マッサージなどを無理のない範囲で取り入れてもらいます。体力が低下しているので、運動などは勧めません。

食事に関しては、最初は水溶性食物繊維を含む流動食や飲料水を摂ってもらうようにします。

これである程度効果が出てきたら、たんぱく質、脂質、炭水化物をバランスよく摂れる食事を指導します。摂食障害の人の場合、食材を選ぶことよりも、まずは「きちんと栄養を摂る」ことのほうが大事だからです。

また、体力を回復するためには、アミノ酸の摂取も心がける必要があります。摂食障害によってじゅうぶんな食事を摂らない状態が続くと、栄養不良の症状が進行し、筋肉も次第に衰えてきます。こうした状態を改善するために「ＢＣＡＡ」が勧められています。

ＢＣＡＡはアミノ酸の一種です。筋肉を構成する20種類のアミノ酸のうち、体内で合成できない9種類のアミノ酸を「必須アミノ酸」といいますが、この必須アミノ酸のうち、40パーセント近くを占める重要なアミノ酸をＢＣＡＡというのです。最近ではＢＣＡＡの含有されたサプリメントや食品や飲料なども市販されており、患者さんに勧めることもあります。

摂食障害を起こしているケースでは、病状も行ったり来たりをくり返すことになります。食事に対する拒否感は根深いものですから、心理療法などを始めても、すぐに食欲が戻ってくるわけではありません。また、ちょっと固形物を食べたらおなかが張って苦しくなり、そこから拒食が再び始まってしまうような場合もあります。

摂食障害をともなう便秘の治療は、常に栄養補給を心がけながら、根気よく続けることが大事なのです。そして、家族をはじめとした周囲の理解も必要不可欠になります。医師も患者も本腰を入れて取り組んでいかなくてはならないケースでしょう。

PART6
排便力がついて便秘が治った喜びの声

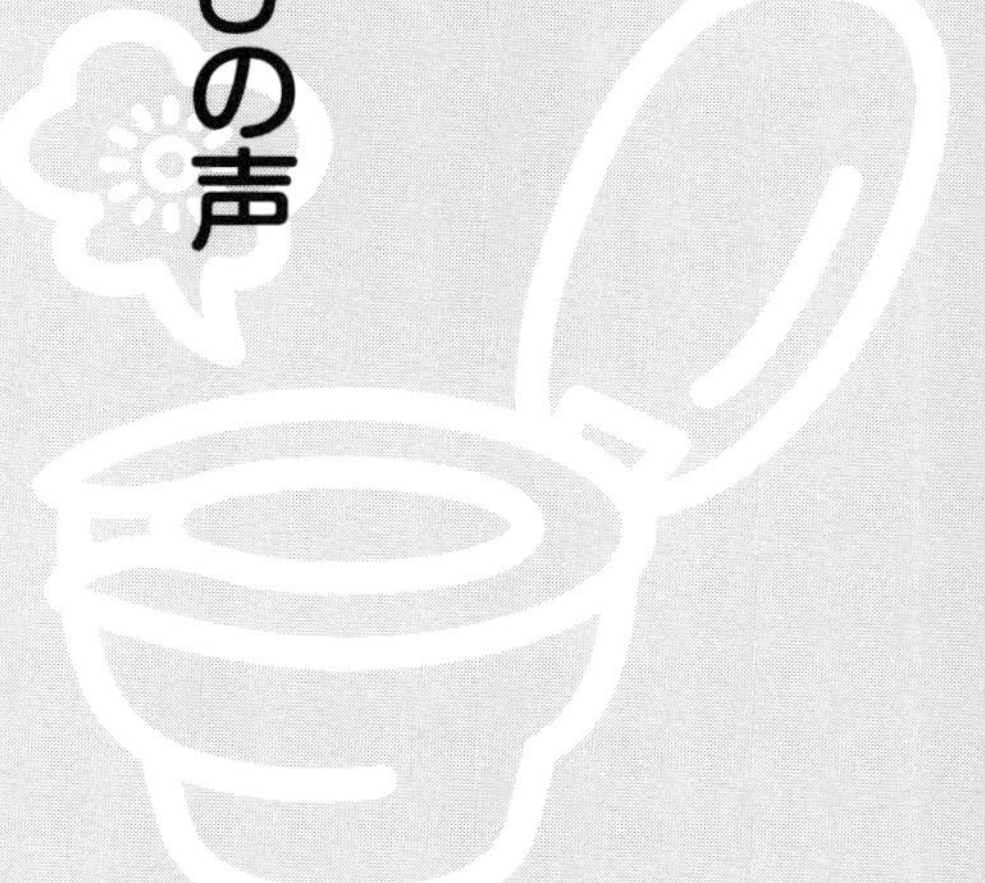

「必ず治る」ことを信じて最初の一歩を踏み出そう

最後に、排便力がついて便秘が治ったかたたちの実際の症例をご紹介しましょう。比較的軽い例から、下剤が手放せない重い例まで、4例を紹介します。

読んでいただくことで、便秘治療には根気が必要であることと同時に、本書で紹介してきた正しい生活習慣や腸内リセット、場合によっては医療機関での治療を続けていけば、必ず改善することがおわかりいただけると思います。

便秘の治療は「腸や便意のリハビリテーション」です。骨折した人がいきなり歩くことができないように、日々の積み重ねで改善していくものです。そのことを理解しながら、一歩一歩、前進していきましょう。

ただし、便秘に限らずいえることですが、リハビリは、できるだけ早いうちに始めたほうが、治りが早くなります。排便力を取り戻した症例の患者と同じ喜びを読者の皆さんが感じられるように、「必ず治る」ことを信じて、最初の一歩を踏み出してほしいと切に願います。

Case1

食事の改善と週末の腸内リセットで、4日に1回だった便秘が治った

Aさん 47歳 女性 主婦

Aさんが便秘になったのは、1年ほど前のことです。炭水化物抜きのダイエット（糖質オフダイエット）をきっかけに、ほぼ毎日あった排便のリズムがくずれ、4日に1回くらいのペースになってしまいました。また、顔には吹き出物ができることが多くなり、体重は減ったものの、体調が悪化してきました。生まれてからほとんど使ったことのない下剤を使うようになったのも、このころからです。

Aさんは、このまま便秘が慢性化してしまうことに危機感を覚え、便秘対策を考え始めたそうです。ダイエットで炭水化物の摂取量が減ると、便のもととなる材料不足で便秘になりやすくなります。このことを私の著書で知ったAさんは、まずは

ダイエットをやめ、きちんと1日3回食事を摂ることにしました。

数日後の週末には、腸内リセットプログラム（129ページ参照）に挑戦。初日はファスティングジュースしか飲めないとあって、空腹感をがまんできるかどうかが心配だったそうですが、逆に胃をからっぽにすることで、体調がよくなった気がしたといいます。

リセット終了後は、野菜や果物、キノコや海藻、毒出しジュースなど、3章で紹介した排便力をつける食材を積極的に取り入れることにしました。また、大麦も毎日、ご飯に混ぜて（白米2に対し大麦1の割合）炊《た》き、食べています。

さらに、週3～4回のウォーキングも始めたところ、4日に1回程度だった排便が1カ月後くらいには2～3日に1回になり、最終的には1～2日に1回排便できるようになりました。排便が徐々に自力でできるようになるとともに、吹き出物ができることもなくなりました。

ダイエットも、食事の内容が健康的になり、ウォーキングも取り入れていたため、1日3回しっかり食べている現在のほうが無理なくやせられると喜んでいます。

Case2

1年のリハビリで便意が復活、30年来の便秘が改善し体調も良好に

Bさん 53歳 女性 主婦

Bさんは30年来の便秘に悩まされており、若いころから当たり前のように市販の下剤を使い続けてきました。ところが年とともに、下剤を説明書の倍の量飲んでも排便できない日が増えてきました。それまで、便秘で病院に行くことは皆無でしたが、「ここまで出ないというのはおかしい。何か悪い病気があるのではないか」と心配になり、書店で購入した私の著書を読んで、わざわざ関西から来院されました。

大腸内視鏡検査では、幸いにして、がんやポリープなどの異常はありませんでしたが、大腸メラノーシス（腸内に起こる色素沈着）がありました。この色素沈着が長年下剤を服用してきたことによる副作用であること、そして、それが自分の腸の中にもできていることを知り、非常に驚いておられました。

Bさんは遠方のため頻繁に通院できないこともあり、排便力をつける食事について、かなり詳しく指導しました。そして、アントラキノン系の市販の下剤ではなく、酸化マグネシウムなどのほかの下剤や坐薬を使った減薬方法を提案しました。もともと料理好きだったBさんは、オリーブオイルをはじめとした素材を上手に利用して、おいしく食べながら食事改善を続けることができたようです。また、運動やマッサージも積極的に取り入れてもらいました。こうして治療とリハビリを始めてから半年ほどたつと、回復の兆しが表れてきました。わずかにですが、便意が起こってきたのです。

それからも根気強く治療を続けたところ、1年がたつころには、便意が徐々にはっきり表れるようになってきました。現在は初めての来院から1年半近くがたちますが、毎日のように薬を飲むこともなく、薬を飲むときでも、通常量、あるいはそれ以下の少量の下剤だけで便が出るようになってきています。

また、Bさんは来院するまで、薬を飲んだときに起こる腹痛や残便感がつらかったといいます。しかし、治療後はこうした苦痛に悩まされることもなく、体調も良好で、「便秘治療を受けて本当によかった」とおっしゃっています。

Case3

1日70錠の下剤を手放せなかった状態が、1年半かけて減薬できた

Cさん 35歳 女性

Cさんは高校時代から便秘に悩まされていました。大学卒業後、就職してからは体重の増加が気になり、朝食を摂らないようになりました。そのことがきっかけでしょう。便秘が急速に、悪化してきたのです。

便が出ないときはおなかの張りがひどく、洋服を着てもおなかがポッコリ出てしまいます。やむなく、下剤を連用するようになりました。下剤を一度使うと「困ったときの下剤頼み」になり、今度はやめられなくなってしまうのです。食事など生活習慣を見直す必要があると頭ではわかっていましたが、ダイエットをやめられないという気持ちもあり、朝食抜きの生活は相変わらずでした。

やがて常用量で済んでいた下剤の量が次第に増え、1日に50錠（常用量は2～3

錠）になり、便意もまったくなくなってしまったので、さすがに不安になりました。私のクリニックに来院したときは70錠前後にまでなっていましたが、とても暗い表情をしていました。

そこでまずは、無理のない範囲で、朝食をきちんと摂っていただくことからお願いしました。「やせ願望」が強く、食べることに罪悪感を持っていたCさんには、まずは、朝食として毎日、プレーンヨーグルトにオリゴ糖や輪切りのバナナを2分の1本入れて、食べることを指導しました。こうした食事だと、ダイエット中のかたでも、お米やしっかりしたおかずに比べて抵抗感なく受け入れてもらえることが多いのです。

同時に、酸化マグネシウム製剤と化学合成系の下剤、さらにレシカルボン坐剤を処方。当初は、今まで使っていた下剤も服用OKとしました。量は70錠のままです。治療開始後、酸化マグネシウム製剤や坐薬の効果が徐々に出てきたようで、おなかの張りがなくなり、便が軟らかくなりました。そこで、まずは従来の下剤を3錠減量。その後は1カ月に4～5錠のペースで下剤を減量していきました。

その結果、1年半を過ぎたころには下剤はほとんど必要がなくなりました。便意もかなり戻ってきています。

Case4

定年後に発症し急激に悪化した高齢便秘が、薬物中心の治療で改善

Dさん 68歳 男性

Dさんは一人暮らしの男性です。定年退職してまもなく、便秘に悩まされるようになりました。会社員時代はお酒を飲む機会が多かったせいか、どちらかというと下痢傾向だったとのこと。便秘には慣れていないぶん、とても苦痛でした。

このため、初期のうちから下剤を連用する生活になってしまったのです。退職後は外出も減り、食事もコンビニのお弁当などが増えたためか、便秘はなかなかよくなりません。

2年ほど前からは、コーヒーを入れる浣腸をするのが習慣になりました。コー

ヒーを入れる浣腸とは、肛門から管を入れ、そこからコーヒー液を注入し、大腸内の便を排出させる方法で、インターネットや薬局などで器具が売られていました（現在では発売中止）。インターネットに「便秘によい」「健康にもいい」という体験談が載っていたので、購入してしまったそうです。

Dさんはこの浣腸を連日、ときによっては1日2回にわたって行っていました。するとまもなく、浣腸以外の方法で排便ができなくなってしまいました。Dさんの便秘は、運動量の減少、食事の質や内容、加齢などが重なったためと思われますが、当初は軽い状態だったと考えられます。それがいきなり下剤、ひいては浣腸という方法に走り、無理に腸を刺激することをくり返してきたため、短い期間で急激に悪化してしまいました。

治療は困難をきわめました。当初は酸化マグネシウム製剤を試してみましたが、浣腸という強い刺激に慣れてしまっていたため、あまり効果が得られなかったのです。そこで、比較的副作用の少ない化学合成系の下剤を服用してもらいながら、コーヒー液を入れる浣腸を1日に1回に減らしたところ、排便できる日が増えてきました。その後、少しずつ浣腸の回数を減らすことができているので、この調子でいけば、時間はかかりますが、浣腸から離脱できるようになるでしょう。

現在発売中止となったことにより、多数のコーヒー浣腸依存症の方は、非常に困っていると思います。適切な治療をしないと今度は下剤依存症になるからです。

本書では下剤依存症を中心にお話をしてきましたが、大腸を強く刺激して便を出すという意味では、浣腸も下剤同様の依存性があります。「便が出ないから」という理由で、安易な方向に走らないでほしいと切に願います。

Column

大腸内視鏡検査の勧め

病気の有無や腸の状態を知ることができる

もともとの私の専門ということもあり、本書では内視鏡検査にからんだ内容が多く登場しています。最後に改めて、大腸内視鏡検査について触れておきたいと思います。

便秘や下痢など、便通異常の背景に大腸がんや大腸ポリープなどの病気が潜んでいるケースがあります。大腸の病気、特に大腸がんは年々増加傾向にあり、年齢別にみると50歳付近から増え始めます。また、大腸がんを引き起こしやすい大腸ポリープの発症率は40代から急増します。

大腸がんの進行は他のがんに比べるとゆっくりで、早期がんのうちに見つかれば100パーセントの確率で根治が可能です。便秘で医療機関を受診しようとしたときはもちろんですが、これまで内視鏡検査を受けたことがないかたは、腸を守るためにもぜひとも一度受けてほしい検査です。病気が発見されなくとも、本書で説明したとおり、大腸メラノーシスや便意の有無をはじめとした腸の状態を知ることができます。

大腸内視鏡は怖くない

「内視鏡検査は痛かったり、つらかったりするのでは？」と思っているかたが少なくないようですが、それは誤解です。技術も年々進歩していますし、鎮痛剤や鎮静剤などを利用し、経験豊富な医師が患者さんの不安な気持ちをやわらげる配慮をしながら進めれば、患者さんが苦痛を感じることはまずありません。

また、事前にどのようなことが行われるのか知っていると、不安もさらになくなります。ここでは、私の施設で行っている方法から具体的な検査の流れを、順を追って見ていきたいと思います。

①検査の予約をする

大腸内視鏡検査は基本的に予約制です。実際の検査を受ける前に、医師から問診や検査の説明があります。わからないことや不安があったら、遠慮せずに聞きましょう。

②検査の前日

検査前日の食事は夜9時までに済ませ、それ以後は禁止します。水やお茶などの水分は、21時以降に摂取してもかまいません。食事は、うどんなど消化のよいものとし、消化のよくないものは避けてもらいます。

③検査当日の朝

当日の朝は、一切の食事を摂らずに病院に来ていただきます。水分は、水かお茶であれば摂取しても可です。

④腸内洗浄用の下剤を飲む

まずは、肛門の部分だけ穴のあいている検査着に着替えてもらいます。その後、腸内洗浄のために下剤に水を加えた液体を飲み、排便をしてもらいます。

最近は錠剤型の下剤などが登場して

いるほか、検査の前日に自宅であらかじめ一定量の下剤を服用し、検査当日の服用量を減らす方法もあります。検査のための下剤の服用法については医療機関ごとに異なりますので、事前に検査を受ける施設に問い合わせをしてみるのもよいでしょう。

⑤便をすべて出し切る

便を出し切るまで排便をしてもらいます。固形便が消えて、淡黄色で透明な液状便となったら完了です。当院ではこのあと、排液がきれいになるまで、ぬるま湯で腸の中を洗います。

排便をくり返すことで、なかには吐き気や腹痛、腹部膨満感、ふらつき、倦怠感《けんたいかん》などが表れることがあります。この場合はがまんせずに申し出てください。

前処置が終わったら、検査の始まりです。検査用ストレッチャーに乗り、医師に背を向ける形で、左側が下になるように横向きの姿勢で寝ていただきます。

⑥鎮痛剤、鎮静剤を注射する

患者さんの不安と苦痛を和らげるために、鎮痛剤・鎮静剤を注射します。

鎮静剤としてはジアゼパムやミダゾラム、鎮痛剤として塩酸ペチジンなどの薬がよく使われます。

鎮痛剤や鎮静剤の投与では、まれに呼吸がしづらい、できないという副作用が出ることがあります。このため、内視鏡で検査する場合は呼吸の状態を観察する方法として、パルスオキシメーターなどの機器を装着します。もちろん、医師は機器だけでなく、患者さんの胸や腹部に手を当てたり、爪や唇の色を診たりしながら、強い呼吸抑制がないかも確認します。

なお、鎮痛剤・鎮静剤をまったく使わない施設、効きめの弱い薬を使う施設もあります。

⑦内視鏡の挿入

患者さんの意識がなくなったところで（鎮痛剤・鎮静剤をまったく使わない施設、効きめの弱い薬を使う施設では異なります）、肛門から内視鏡を挿入していきます。

まず、内視鏡を大腸の一番奥の部分である盲腸まで到達させます。熟練した医師なら、特別な問題がない限り3分程度で盲腸まで到達します。

⑧大腸の中を観察

盲腸からスコープを抜くときに、モニターを見ながら病変がないかをくまなく観察していきます。観察にかかる時間は医師によって個人差がありますが、10～15分程度で終了します。

なお、異変があった場合は、拡大して患部をよく調べます。がん細胞が疑われる部位があれば、検査用に組織の一部を採取します。また、がん化の可能性のあるポリープが見つかった場合で、事前に「切除できるポリープは同時に取ってください」と患者さんにいわれている場合は、そのまま患部を切除します。

⑨検査終了

検査終了後は意識がはっきりするまで休みます。30分前後休養すれば目が覚めますが、完全に覚醒するまでには1～2時間の安静が必要です。

目が覚めたら、医師から検査についての説明を受けます。生検に出した組織がある場合は、後日結果を聞いていただく流れになります。

おわりに

最近、腸に関するさまざまな書籍や記事を見かけるようになりました。それだけの本が出るということ自体が、多くの人が腸に注目していることの表れともいえるでしょう。

しかし、なかには「これは本当に正しいのだろうか」と疑問に思うような内容のものが存在するのも事実です。

例えば、「便がどんどん排出されればやせる」といった内容です。確かに、1週間も2週間も排便がなければ、便が腸に蓄積したぶんだけ、体重が増加するかもしれません（ただし、腸にとどまるほど便の水分が大腸で吸収されるので、通常の排便時の便よりも重量は軽くなるはずです）。

しかし、そもそも食事の栄養分は小腸（主には回腸）で吸収されてしまい、大腸は排せつを担うだけです。ですから、栄養分の吸収には関係がありません。つまり、排便状態と栄養過多による体重増加とは関係がないのです。しかし、前述のような本の内容では、排便がうまくいけば、そのぶんだけやせるがごとく書かれているのです。これには驚きました。こうした内容が誤解を生み、食べたものを出してしまいたい下剤依存症の原因の一端となっているとも考えられるのです。

では、どうしてこのようなことが起きているのでしょうか？

ひとつには、腸を主体とする消化管専門医の医師が本を書いていないということがあると思います。さらにもうひとつの原因は、本文でも触れたように、時間や保険制度の問題で、医師が便秘に悩む患者さんをきちんと診察しきれていないことも挙げられます。

私は、そもそも以前から、腸、特に便秘に関する本には「実際の患者さんの実態が反映されていないのではないか」という疑問を抱いていました。下剤依存症や大腸メラノーシス、便意について触れられることはほとんどありません。便秘の分類をとってみても、みな同じように弛緩性便秘、けいれん性便秘、直腸性便秘という昔からの分類があたりまえのように書かれています。

実は、この便秘の分類の出典は、従来はっきりとはしていませんでした。そこで私は、『腸は第二の脳』（河出ブックス）という本を執筆する際に、改めてその出典を明らかにしようとしたところ、50年ほど前の便秘について書かれた医学書や文献にたどり着き、当時のドイツやイギリスの放射線科医の腸のレントゲン写真等の診断を基本にしているということがわかったのです。

そして、この便秘の分類が、50年の間にさまざまな筆者にとって都合のよいように少しずつ書き換えられて、現在に至っているのです。本書でもこの分類については82ページで軽く触れていますが、実際に患者さんを診ていると、この分類どおりにはいかないことのほうが大半です。極端ないい方をすれば、患者さんを診察して考えられた分類とはいいきれないのです。

そこで私は85ページで紹介したように、患者さんの便秘の状況を少しでも反映させた便秘の分類を考案し、それに基づいた治療や生活指導を進めています。

本書は、日々多数の患者さんを診察し、治療してきた結果をまとめたものです。つまり、患者さんに教えていただいた内容をまとめた本であり、その意味では従来書かれてきた便秘本とは異なります。また、これらの方法も、今後診察や治療を続けていくうちに、新しい発見があるかもしれません。さらに、方法をできるだけ取り入れやすくしたり、患者さんにとって苦痛がないようにしたりといった変更もありますので、そのときは、本を書き直すときといえるでしょう。それまで、さらなる努力を続けて患者さんと向き合っていきたいと考えています。

そして患者さんにも、しっかりと便秘について考え、取り組んでもらいたいのです。医師と患者、双方の真摯《しんし》な姿勢によって、失われた排便力は必ず取り戻すことができます。そうして、便秘から解放された人の笑顔に出会えることこそが、私の喜びなのです。

松生クリニック院長　松生恒夫

知恵の森
KOBUNSHA

「排便力《はいべんりょく》」をつけて便秘《べんぴ》を治《なお》す本《ほん》

専門《せんもん》医《い》のアドバイスで「健康《けんこう》な腸《ちょう》」を取《と》り戻《もど》そう

著　者──松生恒夫（まついけ つねお）

2016年　7月20日　初版1刷発行
2021年　12月20日　　2刷発行

発行者──鈴木広和
組　版──萩原印刷
印刷所──萩原印刷
製本所──ナショナル製本
発行所──株式会社光文社
東京都文京区音羽1-16-6 〒112-8011
電　話──編集部(03)5395-8282
書籍販売部(03)5395-8116
業務部(03)5395-8125
メール──chie@kobunsha.com

ISBN978-4-334-78701-1　Printed in Japan

78505-5
tい4-1

池波正太郎《いけなみしょうたろう》 編

酒と肴と旅の空

「単なる食べ歩きなどに全く関係がない文化論」と編者・池波正太郎が表わす世界の美味と酒をテーマにした名エッセイ二十四編。開高健と阿川弘之の対論「わが美味礼讃」も収録。

720円

78676-2
tい8-2

石原加受子

相手にふりまわされない「気持ちの伝え方」レッスン

他人のことが怖くなくなる本

「自分を大事に」して「気持ちを伝える」だけで人間関係はガラリと変わります―。周囲も幸せにする「自分中心心理学」を平易な言葉で説く。『気持ちを伝えるレッスン』改題。

640円

78605-2
tい10-1

井村《いむら》雅代《まさよ》
松瀬《まつせ》学《まなぶ》

努力する心の育て方

あなたが変わるまで、わたしはあきらめない

「駄馬を名馬に変えるのが、コーチの仕事です」―。出場した全オリンピックでメダルを獲得したシンクロナイズドスイミングの世界的指導者が、コーチングの肝を語りつくす。

700円

78280-1
bな7-1

リタ・エメット
中井《なかい》京子《きょうこ》 訳

かならず直る―そのグズな習慣

いま やろうと思ってたのに…

なぜ、今日できることを明日に延ばしてしまうのか―今すぐグズから抜け出す簡単実践マニュアルを紹介。さあ、今すぐ始めよう。「結局、グズは高くつく」（著者）から。

571円

78378-5
bお6-1

沖《おき》幸子《さちこ》

世界一きれい好きな国に学ぶ

ドイツ流 掃除の賢人

文庫書下ろし

心地よい空間を大切にするドイツ人は掃除上手で、部屋はいつも整理整頓が行き届いている。著者が留学中に学んだ「時間も労力もかけないシンプルな掃除術」を紹介する。

640円

70979-2
bお1-1

沖《おき》正弘《まさひろ》

心も体も、健康になる、美しくなる

ヨガの喜び

(1)頭はいつもスッキリ。(2)動作が敏捷に。(3)スポーツや楽器演奏が抜群に上達する。(4)自信が湧く。(5)美しくやせて、健康に。あなたの生活は驚くほど変わっていく。

600円